edition suhrkamp 2584

Zigaretten zum Kaffee, abends ein Joint, Fußball mit Freunden, nostalgische Gefühle beim Gedanken an Sex. Detlef Kuhlbrodt sucht das Glück im Beiläufigen. Er nennt sich Dokumentarist, schaut zu, hört hin, erinnert sich. Beobachtet das Müssen und Wollen, das der anderen und das eigene. Dann schreibt er Sätze von kaurismäkihafter Poesie über die Dinge, mit denen wir uns umgeben, über selbstgebaute Ängste, unverzichtbare Laster, die ganze fragile Existenz. Über die Höhepunkte westdeutscher Hippiekultur, die Trostlosigkeit leerer Aschenbecher, die Schönheit von Umzugsketten. Unsentimental sind seine Texte, manchmal spröde, manchmal lakonisch. Und verletzlich wie von einem, der weiß, wo er steht: am Rand und immer dabei.

Detlef Kuhlbrodt, geboren 1961 in Bad Segeberg, lebt als freier Autor in Berlin. Seit den Achtzigern schreibt er für Zeitschriften und Zeitungen, vor allem für die *taz*. Seine Texte sind längst Kult. 2007 erschien in der edition suhrkamp der Band *Morgens leicht, später laut* (es 2517), 2008 erhielt er den Ben-Witter-Preis.

Detlef Kuhlbrodt

Umsonst und draußen

Suhrkamp

Erste Auflage 2013
edition suhrkamp 2584

Originalausgabe

Druck: Druckhaus Nomos, Sinzheim
Umschlag gestaltet nach einem Konzept
von Willy Fleckhaus: Rolf Staudt
Printed in Germany
ISBN 978-3-518-12584-7

Umsonst und draußen

»Und die Menschen gehn in Kleidern
schwankend auf dem Kies spazieren
unter diesem großen Himmel,
der von Hügeln in der Ferne
sich zu fernen Hügeln breitet.«

(Franz Kafka: *Beschreibung eines Kampfes*, Fassung A)

Montag, 13.3.06

»Der Effekt ist der, dass man sich immer nur im Spiegel sieht«, sagte Z., als wir im Arcona an der Bar rumstanden. Ich wollte zwar einwenden, dass man doch auch Erkenntnisse gewinnen kann, wenn man sich als Repräsentanten irgendwelcher mikrosozialen Verhältnisse, als zwischenzeitliches Ergebnis gesellschaftlicher Entwicklungen so jahrelang im Spiegel beobachtet und darüber dann berichtet. Aber im Grunde genommen hatte er natürlich recht. Man versinkt und verliert sich in den Spiegelbildern seiner selbst, die man gebannt anschaut …

Plötzlich fühlte ich mich leicht panisch. Ende Februar hatte ich ihr noch geschrieben, dass wir aufpassen müssten, keine Geschichte zu machen. Weil wir doch nicht in einer Geschichte, sondern im wirklichen Leben leben. Und als ich dann über diesen Satz nachdachte, ergab er keinen Sinn mehr. Aufzupassen, keine Geschichten zu machen, ist das Gleiche, wie darauf zu achten … Quatsch.

Immer hatte ich das Gefühl gehabt, keine Geschichte schreiben zu können. Und die Leute beneidet, die in ihren Geschichten lebten. Ich hatte Angst vor Plänen; es war nicht das Richtige. So hatte ich mich ganz am Anfang und nicht anders am Ende gefühlt.

Dienstag, 14.3.06

Wir hatten uns am Rande einer Party anlässlich des hundertsten Geburtstags des LSD-Erfinders Albert Hofmann kennengelernt. Es hatte Bier, Wein und Bowle gegeben, und später war alles irgendwie entglitten, wir hatten uns totgelacht, und die Freunde hatten komische Sachen gemacht. Zwischendurch waren wir mit Gaffer Tape gefesselt worden, und irgendwann hatte ich eine Rede gehalten. Und als dann am Morgen die anderen endlich weg- oder schlafen gegangen waren, waren wir, angedichtet und euphorisch, zu zweit rausgegangen. Es war superkalt, minus 10 Grad, leicht verschneit. Die Luft war kalt, und der Tag strahlte am Morgen. Alles war perfekt. Ich war glücklich erledigt.

Kurz war ich in ein Déjà-vu geglitten; genau so hatte es sich angefühlt, 1981, im Februar, als wir auf Trip durch den Schnee gegangen waren, als C. dann – ein paar Stunden später – dem Englischlehrer gesagt hatte, er könne nicht am Unterricht teilnehmen, weil es ihm zu gut gehe. Ich hatte so sehr mit den Zähnen geknirscht, dass eine Plombe rausgefallen war.

Im Mir waren wir die ersten Gäste. Mir gelang es, ein Frühstück zu bestellen. Ich kriegte kaum was runter. Und ein paar Stunden später, ich lag schon im Bett, saß sie im Flugzeug nach Helsinki.

Zwei Monate haben wir uns dann mit E-Mails und SMS in eine Liebesgeschichte hineingesteigert. Meist beschrieben wir einander unsere Tage in 140 oder 280 Zeichen. Einmal schrieb sie in einer SMS von einer großen Flashmob-Schneeballschlacht, in die sie geraten war. 29 Leute hatten teilgenommen. »28 adults and one confused dog.«

Beglückt flog ich dann nach Helsinki. Die Stadt war furchtbar grau mit Schneeregen. Wir saßen nebeneinander im Bus und fanden keine passenden Worte, unsere Sätze passten nicht zueinander; es war sofort klar, dass wir uns ineinander getäuscht hatten. Zwei Tage taten wir dann so, als ob nichts sei. Was hätten wir auch tun sollen? Und den Rest der Zeit gingen wir sehr höflich miteinander um.

Ihre Wohnung war zwanzig Quadratmeter groß und angenehm unordentlich. Ich schlief auf dem Sofa, stand jeden Morgen um halb acht auf, holte Croissants, rauchte im Alten Kirchpark eine nachdenkliche Zigarette; dann aßen wir gemeinsam. S. ging zur Arbeit, und ich schaute mir Helsinki an. Die Stadt gefiel mir sehr gut. Die Supermärkte waren meist hellblau und gelb und viel größer als in Deutschland. Dann wurde es kälter. Und der Moderator von Radio Helsinki sagte im munteren Ton so etwas wie, dass heute ein perfekter Frühlingstag sei. S. sagte, es gäbe im Finnischen den Begriff »Spring-Winter«. Damit ist eine Winterintensivierung im Frühling gemeint. Und Helsinki wurde immer schöner. Es gab Glatteis, aus den Regenrinnen hingen lange Eiszapfen, in manchen Ecken, die ich liebte, war die Stadt russisch, und die Kinder spielten Eishockey, und es kam mir auch so vor, als ob die Einwohner Helsinkis viel weniger rauchten. Manchmal sah ich am späten Abend aber auch Rauchergruppen. Fünf Leute und jeder hatte eine Zigarette an!

Manchmal rauchte ich vor dem Schlafengehen auf einem kleinen Balkon, der sich zwischen den Stockwerken befand. Eigentlich durfte man auf diesem Balkon nicht rauchen, weil der Zigarettenrauch durch geöffnete Fenster in andere Zimmer ziehen konnte. Eine diesbezügliche Notiz des Hausmeisters war an der Wand vor dem Balkon angebracht. S. sagte, ich könne das ignorieren, schließlich sei ich ja Ausländer und könne das Schild nicht verstehen. Außerdem war es schon Nacht und der Hausmeister, der im Hinterhof wohnte, längst im Bett.

Es gefiel mir, auf dem Balkon zu rauchen. Es war sehr kalt,

und diese Kälte fühlte sich fantastisch an. Ich war ein paar Monate zurück in den Winter gereist. Weil ich in Helsin-
 ki nur wenig rauchte, wirkte die Zigarette wie eine Droge und intensivierte das Gefühl, ganz weit weg und gleichzeitig da zu sein. Das man so hatte, für sich, ein paar Momente.

Wie oft ich doch alleine geraucht hatte. Als Teenager und dann später bei Freunden, die nicht rauchten oder in deren Wohnung man nicht rauchen durfte. (Und die Schuhe musste man natürlich auch immer ausziehen.)

Erst später erzählte mir S., dass in dem Park, in dem ich so gern am Morgen rauchte, die Toten einer Pestepidemie begraben sind, der 1710 die halbe Stadt zum Opfer gefallen war.

Mein Stützpunkt war das Kom-Theatercafé, das ich jeden Nachmittag ansteuerte. S. hatte es mir empfohlen. Es lag irgendwo am Rand. Aufmerksam las ich finnische Zeitungen und versuchte zu erraten, worum es ging. Mir gefielen die schönen, osteuropäischen Farbkombinationen der Stadt. Ultramarinblau. Purpur. Karminrot. Verbots- oder Warnschilder häufig rot auf gelbem Hintergrund. Nicht auf weißem Grund wie meist bei uns. Da die Wand blaugrün gestrichen war, sah das Holz schöner aus. Und vor dem Fenster schneite es ununterbrochen. Und ich schrieb rauchend mit großer Begeisterung:

»Es gibt einige äußerst angenehme Cafés, in denen man freie Journalisten, die hier zu Besuch sind, abstellen kann, wie Kinder bei Ikea. Dort wird für sie gesorgt. Man kann sie dort parken. Sie können dort auch – im hinteren Bereich, nicht an den Fenstern – rauchen. Und dabei Kaffee trinken. Sie sitzen dann dort und schreiben. Wenn man dann selber mit seiner Arbeit fertig ist, holt man sie wieder ab. Sie haben dann genug geraucht und brauchen das zu Hause nicht mehr.«

Dann war es schon fast Abend. Ich holte S. von ihrer Arbeit ab. Wir fuhren mit der Tram und stiegen an einer Straße mit einstöckigen Holzhäusern aus, die sofort melancholisch stimmten. In einem dieser Holzhäuser war ein Lokal, eine Nachbarschaftskneipe, man hatte das Gefühl, in einem russischen Wohnzimmer zu sitzen. Wir waren zu viert in dem Lokal und aßen Toast mit Cheddar und blauem Käse. An einem anderen Tisch saß ein Mann allein mit seinem Bier. Er schien einsam. Als er hörte, dass wir Englisch sprechen, versuchte er, uns in ein Gespräch zu ziehen. Er sprach Finnisch mit russischem Akzent. Die meisten Worte, die er uns aus fünf Metern Entfernung hinwarf, waren unverständlich, vielleicht auch zu schnell gesprochen. Plötzlich sagte er: »I know a skill. Do you know, what skill is?«

Er meinte ein Kunststück und wollte es uns vorführen. Er nahm ein Streichholz aus der Schachtel. Während er es anzündete, schaute er bedeutungsvoll. Dann warf er das brennende Streichholz in den Aschenbecher. Während es durch die Luft flog, ging es aus. Wir konnten sein Kunststück nicht richtig würdigen und guckten fragend. Äh?

Er sagte, dies sei sein »Skill« gewesen und ob wir das nicht verstanden hätten. Dass er also nicht, wie man es gewöhnlich tut, das Streichholz ausgepustet hatte, sondern es so geschickt, elegant – »skill« eben! – in den Aschenbecher geworfen hatte, dass es dabei ausgegangen war. Und machte es noch einmal.

Das, was er als Kunststück präsentierte, schien uns gar keines zu sein. Oder weil wir uns irgendwie von dem Mann bedrängt fühlten, konnten wir sein Kunststück nicht würdigen, auch, weil es so sehr unter Annäherungsverdacht aus Einsamkeit stand. Wir hatten keine Lust, uns mit ihm zu unterhalten, fühlten uns ein bisschen bedrängt und waren ja sowieso auf dem Weg zum Schwimmbad.

Aber diese Skill-Geschichte wurde für uns zum Running Gag.

Manchmal überlegte ich, ob in seinem Skill nicht doch noch eine andere Bedeutung lag, die ich nur übersehen hatte. Vielleicht hatten Streichholz und Flamme irgendeine symbolische Bedeutung; die Flamme ist die Seele; man kann sie vielleicht auspusten oder wegwerfen, und während sie, weggeworfen, fliegt, geht sie aus.

Den anderen Scherz, den er mit uns machen wollte, verstanden wir dann nicht einmal mehr ansatzweise. Ob wir wüssten, wo seine Freundin sei, die doch eben noch hier gesessen habe. Er schaute erwartungsvoll. S. sagte versuchsweise »Yes«, ich sagte »No«. Und er sagte »Bad question.«

Dann gingen wir schwimmen. In dem Schwimmbad gab es ein Sprungbecken mit Wasserblasenfunktion, die eingeschaltet wurde, wenn jemand sprang, der sich seiner Sache noch nicht so sicher war. Dann tat es nicht so weh, wenn man nach einem Salto falsch aufkam.

An einem anderen Abend schauten wir uns die Ursa Sternwarte an. Die Nacht war wunderschön, sehr kalt und klar. Hell leuchtete der Schnee. Die 1926 erbaute Sternwarte war klein. Man ging eine Wendeltreppe hoch in ein kleines Türmchen, in dem es drei Teleskope gab, und ein Fachmann erklärte einem die Sterne. Tatsächlich konnte man die Saturnringe sehen. Während der Mann mit einer Art Fernbedienung das Fernrohr Richtung Mond stellte, dachte ich an einen Vortrag des Schweizer »Psychonauten« Hans Cousto über Drogenvertonungen, in dem der Saturn auch eine Rolle gespielt hatte; im April 1998, in der Archenhold-Sternwarte an der Prenzlauer Allee.

Als wir zurückgingen, waren es schon minus 16 Grad. Ich war ganz begeistert vom Schnee und der Kälte. Als S. dann sagte, sie sei nicht mehr verliebt, zog es mir den Boden unter den Füßen weg, obgleich ichs ja auch nicht war. Ein Déjà-vu: U. hatte sich 89 von mir getrennt, als ich sie in Hamburg besucht hatte, M. hatte sich 2002 in London von mir getrennt, beide Trennungen hatten mich komplett fertiggemacht, auch wenn es richtig gewesen war, sich zu trennen. Jedes Mal hatte es länger gedauert, sich davon zu erholen. Trotzdem hatte ich mich immer wieder in Liebesgeschichten gestürzt. Alles war eine Farce.

Trotzdem fuhren wir wie geplant zusammen mit dem Bus zum Filmfestival nach Tampere und machten halbwegs erfolgreich gute Miene zum bösen Spiel. Dort war alles herzzerreißend und existenzialistisch, was auch an der Stadt lag. Und an diesem unglaublich melancholischen Jugendstil-Restaurant, in dem wir nachts Bier tranken. Ein alter, hagerer Kellner in Kellneruniform hatte uns die einfachen Biergläser gebracht, bis zum Rand gefüllt, wie in England. Und plötzlich fühlte ich mich so unglaublich wehmütig und wirklich in diesem Restaurant, an diesem Tisch, rechts vor mir das Fenster, da draußen die Tammerkoski-Stromschnelle, ein Fluss, der die beiden unterschiedlich hoch gelegenen Seen der Stadt miteinander verbindet. Ein Wirklichkeitsschauer. Alles war … so wirklich … Vergangenheit, Gegenwart und Zukunft liefen genau hier, in diesem kaurismäkihaften Restaurant, zusammen. In diesem herzzerreißenden und irgendwie Twin-Peaks-mäßigen Ambiente. Als wäre ich plötzlich in einem Film, der mein Leben ist. Als wäre mein Leben bislang nur ein Film gewesen, in dem ich ein bisschen missmutig mitgespielt hatte. Alles schien völlig klar zu sein. Und traurig sowieso. Ich dachte an C. Ich fühlte mich unglaublich wehmütig. Das eigene Desaster war ganz deutlich, auf eine irgendwie unpersönliche Art, in der Wirklichkeit dieses Restaurants, das am Anfang einer optimistischen Moderne gebaut worden war und nun eben so kaurismäkimäßig, gänzlich ungestylt, komplett aus der Zeit gefallen war. Ich hatte erst geschwiegen und es dann zu erklären versucht. Ich sagte, alles sei okay und gut, sie habe alles richtig gemacht und ich würde mich dafür ganz herzlich bei ihr bedanken. Sie hatte, glaube ich, nichts verstanden. Und während ich versuchte, es ihr zu erklären, entfernte ich mich wieder von dem Gefühl.

Dann gingen wir zurück zum Hotel; eins dieser modernen Hotels ohne Rezeption, mit Chipkarte, Zugangscode, verschiedenen Türen, durch die man geschleust wurde. Es gab Internet im Fernseher, überall schien die Moderne in Finnland weiter fortgeschritten als in Deutschland. Das Hotel hatte acht Stockwerke, wir wohnten im sechsten und begegneten nur dreimal anderen Gästen. Ich drehte einen Joint und ging wieder nach draußen. Minus 18 Grad, weiß und windig wie in Russland. Sehr romanhaft. Die Kälte meinte Klarheit. Man war auch so unterschieden von den andern, man hatte so viele Kleider an und deshalb mehr Volumen und fühlte sich wie ein Teddybär. Schlägereien zwischen eingemummten Menschen waren sicher ungefährlich wegen der ganzen Polster, dachte ich, als ich allein vor dem Hotel stand und rauchte. Alles war still und im Jetzt. Im braunen Licht der Straßenlaternen tanzte der Schnee. Ich dachte an Dostojewski und an meine Studienreisen nach Moskau in den Achtzigern, romantisierte so vor mich hin, ging rauchend spazieren. Das Licht war unglaublich. Manchmal schaute ich in den Himmel. Alles war so unwirklich, auch weil es so kalt war. Ich war glücklich.

Dann merkte ich, dass ich mich verlaufen hatte. Die Situation kippte; ich fror plötzlich. Es wurde immer kälter; ich beschimpfte mich als totalen Versager. Eine halbe Stunde lang versuchte ich, mich genau zu erinnern, welche Wege ich gegangen war, und sie zurückzugehen. Dann stand ich wieder vor dem Hotel und hatte den PIN-Code für die Eingangstür vergessen. Ich rief S. an; sie simste mir die Geheimzahl. In den Hotelfluren meinte ich Schritte zu hören, rannte plötzlich und war froh, als ich endlich wieder in unserem Zimmer war. S. war genervt, dass ich so lang weggeblieben war, und sah mich befremdet an, während ich noch leicht entrückt aus dem Fenster schaute. Dann putzten wir uns die Zähne vor dem Spiegel im Bad. Und beim Einschlafen verfiel ich immer wieder in kindische Lachanfälle.

Mittwoch, 15.3.06

Das Ich, das zurück nach Berlin gekommen war, fühlte sich anders an als das Ich, das weggefahren war. Der Winter aus Helsinki hielt noch vor. Der Körper produzierte immer noch Wärme, wie ein Ofen, als wäre es draußen immer noch kalt.

Hätte sie mich richtig gefragt, hätte ich ihr mein Leben erzählt. Aber es war ja auch eine Schnapsidee gewesen. Sie war zu jung für mich. Sie rauchte nicht, sie trank nur manchmal. (Aber dann war sie schon recht trinkfest.) Sie nahm keine Drogen, auch wenn sie es interessant fand, wenn Leute in ihrer Nähe Drogen nahmen und sie dann später Acid Queen nannten. Sie sah schön aus und achtete auf sich. Sie hatte viele Freunde in Berlin, Wien, Sankt Petersburg, in Helsinki, Tampere und Turku. Sie sprach fünf Sprachen und promovierte grad an der Uni. Und ich war eigentlich fertig. Ich hatte ihre Gefühle automatisch gespiegelt, um ihr zu gefallen. Oder umgekehrt und auch gleichzeitig. Dass wir einander ausgesucht hatten, war auch komisch, weil wir eigentlich so gar nicht zueinander passten.

Wie verständnislos mich N. vor der Reise in der Kahuna angeguckt hatte, als ich gesagt hatte, ich sei entschlossen, mein Leben zu ändern. Als sei ein solches Vorhaben gegen ihn gerichtet. Wie schlecht ich mich doch auch auf die Reise vorbereitet hatte. Wie alles Flucht gewesen war. Hatte ichs denn ernst gemeint? Wusste ich, zu wem ich fuhr? War etwas Schlimmes geschehen?

Nö.

Donnerstag, 16.3.06

Abends hatte mich die Nachtigall angerufen. Ich hatte dir von ihm erzählt. Er ist Schauspieler und Sänger und ein bisschen verrückt. Ich hatte ihn vor zwanzig Jahren kennengelernt, als ich Statist in einem Film war und er der Star. Inzwischen ist er fast siebzig, wird aber immer wütend, wenn man ihn auf über dreißig schätzt. Weil es mit dem Filmstar-Werden nicht geklappt hat, geht er oft in Kneipen und singt alte Lieder von Edith Piaf, Zarah Leander, Marlene Dietrich etc. Die meisten sind genervt, wenn er singt.

Manchmal besuche ich ihn. Ein paar Monate hatte ich ihn nicht mehr gesehen, und gestern hat er mich angerufen. Es war ein sehr nettes Gespräch. Ich erzählte ihm von Helsinki, und als ich sagte, das mit der Liebe habe leider nicht geklappt, versuchte er mich zu trösten. Er sagte, das sei ja auch nicht schlimm, weil Liebe schmutzig ist. Das Wichtigste im Leben sei Freundschaft. Dann fragte er nach Helsinki und wie die Hunde in Helsinki seien. Ich sagte, die Hunde dort seien sehr nett.

»Hast du dich mit einem Hund angefreundet?«

Ich sagte ja, obgleich es nicht stimmte.

»Hast du einen gestreichelt?«

»Ja.«

Es war eine unglaublich lustige Unterhaltung. Ich versuchte, ihm alle Hunde zu beschreiben, die ich in Helsinki gesehen hatte.

Am Ende sang er ein paar Lieder für mich am Telefon.

Freitag, 17.3.06

»There are more and more paperplanes in my streetcorner every day. Now there was at least 5.«

Samstag, 18.3.06

Secret Heart von Feist; das war ihr Lied, wenn sie sich vorstellte, ich zu sein. *Bird Gerhl* von Antony & the Johnsons war das Lied, das ich mir vorstellte. Ein Freund aus Petersburg hatte ihr die CD geschickt. Sie hatte irritiert geguckt, als ich es gleich angemacht hatte.

Sonntag, 19.3.06

Ich las in den *Mumins.* S. hatte mir das Kinderbuch an unserem letzten Tag in Helsinki gekauft. Vielleicht war darin eine Nachricht für mich verborgen. Schließlich hatte sie mich ja mit Schnupferich verglichen. Schnupferich ist ein Mensch, der weite braune Kleidung und einen Hut mit gelber Feder trägt. Er lehnt Autoritäten ab und ist mit Mumin befreundet.

Ich las nur ein paar Seiten. Am Anfang ging es um Wolken und wie schwierig es ist, sie festzuhalten.

Eine solche Wolke bist du für mich gewesen, hatte ich gedacht, als ich im Flugzeug saß und aus dem Fenster auf die Wolken schaute und mich daran erinnerte, wie ich das erste Mal mit einem Flugzeug geflogen war. Von Hamburg nach Berlin. Wie ich von oben auf die Wolken guckte und mir nichts Schöneres vorstellen konnte, als hier gleich auszusteigen und auf den Wolken spazieren zu gehen. Von Wolke zu Wolke zu hüpfen. Es musste das schönste Gefühl auf der Welt sein. Genau so hatte ich mir als Kind das Paradies vorgestellt. Und war ein bisschen traurig gewesen, weil ich nicht aus dem Flugzeug hatte hinausspringen können.

Daran dachte ich, als du mir von den Papierflugzeugen gesimst hast.

Montag, 20.3.06

Schwimmen im Spreewaldbad. Verglichen mit der Schwimmhalle in Helsinki wirkt das Spreewaldbad lächerlich und provinziell. Auch, dass es erst um elf aufmacht. Und dass alle so schlecht schwimmen.

Mittwoch, 22.3.06
Am Abend, bevor ich nach Helsinki flog, hatte ich mit H. gesprochen. Wir hatten über Räume gesprochen. Er war verzweifelt, weil er meinte, nicht mehr schreiben zu können, weil ihm nichts mehr gelingen würde. Er sagte, dies sei doch der Raum, den er sich geschaffen habe durch sein Schreiben, nur das Schreiben allein habe ihm Raum geschaffen und er brauche diesen Raum zum Leben.
Und ich hatte gesagt: »Morgen werde ich auch in einen anderen Raum gehen. Ich werde in den Raum von S. als ihr Gast eintreten, in einer anderen Welt. Und ich habe ein bisschen Angst davor. Es ist ja auch, wie ins kalte Wasser reinspringen.«
»Hab ich dir mal erzählt, dass ich erst vor wenigen Jahren die Entschlossenheit gewonnen habe, schnell ins Wasser zu gehen. Das war ein langer Prozess.«
Ich hatte mich dann total darauf gefreut.

Freitag, 24.3.06
Frühlingsanfang. 15 Grad. Innerhalb weniger Stunden war die Temperatur um zehn Grad gestiegen. Die Sonne schien etwas milchig. Es war diesig. Man konnte das Gras und die Bäume riechen. Manche Pflanzen hatten schon Knospen. Die Menschen am Kanal wirkten erleichtert, fast fröhlich.
Es war abends, und ich hatte schon einen kleinen Joint geraucht, als ihre SMS kam. Sie bedankte sich für mein Päckchen. Bekifft nahm ich ihren Dank als Liebeserklärung, machte die Musik an, die ich ihr geschickt hatte – Nuages, *Après les larmes* –, und steigerte mich da rein.
Von nun an gings bergab.

Sonntag, 26.3.06
Nikki Sudden ist tot.

Dienstag, 28.3.06
Ich konnte es nicht ertragen, wie ich war. Alles war am Entgleisen. Lange hatte der Winter angehalten, lange hatte ich noch diese Energie aus Helsinki in mir gehabt. Und ich hatte sie nicht genutzt. Sondern meine Brieftasche verloren, an diesem Abend, als ich mir in der Kahuna die Kante gegeben hatte. Fast war ich froh, dass ich die Brieftasche verloren hatte. Aber eigentlich war ich völlig schockiert und verzweifelt.
Helsinki war eine Niederlage gewesen. Ich weigerte mich, diese Niederlage zu akzeptieren. Oder zu kapieren, dass alles eigentlich toll gewesen war. Statt das abzuhaken, schrieb ich enttäuschte E-Mails und SMS. Und steigerte mich in diese Paranoiageschichte hinein. Ich versetzte mich so sehr in Panik, dass ich ständig alles vergaß. Die Ausfälle häuften sich. Ich verpasste den Termin, an dem ich Einspruch gegen den Bußgeldbescheid hätte einlegen müssen. Als ich B. von der Schule abholte, vergaß ich, eine U-Bahnfahrkarte zu lösen, und wurde erwischt. Nach Feierabend stürzte ich mich in Liebeskummer.
Komisch, wie schnell man es schaffte, wieder Kette zu rauchen, sich wieder ans Kiffen gewöhnte und an die zwei Halbe am Abend. Komisch auch, wie viel man dann trinken konnte, ohne betrunken zu werden.
Ich versuchte nachzuzählen, was ich in jener Nacht getrunken hatte: sechs oder sieben Halbe, ein paar Wodka in zwölf Stunden. Und dazu dann noch die Minidosis LSD in der Bowle. »Wir hatten uns natürlich überlegt, wie

wir diese Verbindung stoppen konnten«, hatte Z. später gesagt. Ich konnte es nicht ertragen, nicht täglich von S. weiterhin Nachrichten zu bekommen. Und dann war mir wieder alles komplett egal.

Sonntag, 9.4.06

Im Fundbüro hatte ich die 110 gezogen und wartete nervös eine Stunde. Dann ging dieser kleine nette Herr mit Schnurrbart und Strickjacke an seinen Computer und sagte, vielleicht habe er was für mich, vielleicht sei meine Brieftasche gefunden worden. Ich solle aber erst mal warten.

Ich wartete auf einem dieser orangenen Schalensitze. Nach einigen Minuten kam er zurück. Leider hatte er meine Sachen nicht in der Hand.

»Ich geb Ihnen mal hier zwei Nummern. Mehr kann ich jetzt auch nicht für Sie tun.« Da solle ich ab elf am nächsten Tag mal anrufen.

Und dann der Zahnarzt.
Ich hatte ja erst ein Croissant gegessen.
Und war dann so schnell da hingefahren.
Und dann hatte man mich dazwischengeschoben.

Dienstag, 11.4.06

Der Alte am Kaiser's. Wie er dann plötzlich loslegte und unbedingt an den Mann bringen musste, dass Adorno, »dieser Philosoph, der aus Amerika kam«, die 68er verraten habe und dass Sloterdijk sowieso das größte Arschloch sei. Und man dachte nur, wen interessiert das?

Und dann blickte er mir ins Gesicht und sagte, ich müsse aufpassen, ich sei ja schon zu 27 Prozent blind, mein
 Augenlicht sei im Schwinden, ich solle unbedingt zum Augenarzt gehen.
Zunächst hielt ich ihn für einen Wahnsinnigen. Dann dachte ich, ja gut, meine Augenringe sind nicht ohne. Meine Augen werden immer schlechter. Ständig auf den Bildschirm zu starren ist ja auch nicht wirklich gut.

Mittwoch, 12.4.06

Morgen. Spaziergang am Ufer. Es ging bei diesen Spaziergängen auch darum, Zeit zu gewinnen. Man war zeitig ins Bett gegangen und zeitig aufgestanden, hatte eine Stunde mit Kaffee, Croissant und Zigaretten geschrieben, das Gefühl gehabt, dass man jetzt ins Kettenrauchen rutschen würde, wenn man weiterschrieb. So war man wieder von seinem Schreibtisch aufgestanden, hatte die leeren Flaschen, die im Zimmer herumstanden, in Plastiktüten gepackt und war losgegangen. Und wenn man wiederkommt, würde man ja schon beim sogenannten Bürgeramt in der Yorckstraße anrufen können.
Die Frau im Bürgeramt sagte, meine Brieftasche sei wohl ein Irrläufer. Schon einmal sei sie ins Bürgeramt geschickt worden, dann aber irrtümlich zurückgegangen und vorgestern Abend wieder losgeschickt worden. Sie habe sich wirklich gekümmert und jetzt würde sie auch noch mal gucken.
Eine Weile hörte man nichts, dann von Weitem die Stimme einer anderen Frau, die sagte: »Sag einfach, is nich da.« Und dann war die erste Frau wieder am Telefon und sagte, alles werde »seinen sozialistischen Gang« gehen, und

ich stellte mir vor, dass sich die ganze Abteilung des Bürgeramtes meiner Sache angenommen hatte.

Donnerstag, 13.4.06
Landwehrkanal.
Was ist hier los?
Da ist einer ins Wasser gefallen.
Und nicht mehr aufgetaucht …
Ja, der ist nicht mehr hochgekommen.

Karfreitag, 14.4.06
Stille. Nur selten fuhr mal ein Auto vorbei. Gegen Mittag Gottesdienst im Radio. Später Choräle.
Irgendwie hatte es mich traurig gemacht, als ich Z. geschrieben hatte, dass ich natürlich keine Lust hätte zu kommen, weil er sich mit A. gegen mich verbündet und meine Paranoia mit seinen Geschichten verstärkt habe, anstatt sie zu beruhigen. Die halbe Nacht hatte ich wieder Vorwürfe gegen A. und Z. formuliert, mir vorgestellt, wie sie verabredet hatten, S. und mich zu trennen.
Vielleicht beschimpfe ich Z. schon als Teil einer Geschichte, die ich mir ausgedacht hatte. Oder ich beschimpfe ihn als Repräsentanten meiner selbst.
Man nimmt die anderen ja auch immer nur so momenthaft wahr. Sachen, die einen selber total beeindrucken, bemerkt der andere gar nicht oder fasst sie irgendwie anders auf. Und es ist superinteressant, diese Erfahrungen miteinander zu vergleichen. Bestimmte Situationen aus unterschiedlichen Perspektiven wahrzunehmen. Die Wahrnehmung des anderen zum Teil der eigenen Wahrnehmung zu

machen oder sie in der Erinnerung an die eigene Wahrnehmung zu berücksichtigen.

26 | Es geht ja vielleicht gar nicht darum, was jemand erreichen will, sondern irgendwie fühlt man sich so und geht dann dorthin, und es ist angenehm, neu und auch ein bisschen komisch, irgendwie anders vielleicht, als man es sich vorgestellt hatte, dafür aber ganz schön real.

Der Kopf ist noch übervoll mit diesen vergangenen Wochen, mit den Bildern der Sachen und Leute, mit denen man zu tun gehabt hatte, manchen Blicken und der Sauna, der Andeutung einer kleinen Verwirrung, und wie wir dann da draußen im Bademantel gestanden hatten, mal in den Himmel, mal in die weiche Dunkelheit dieser kleinen Bucht da mit Tierchen in der Spree geguckt hatten, und dann diese lustigen Momente mit A. und Z., wie sie da in komischer Verzweiflung herumgekaspert hatten. Dann hatten wir im Hauseingang gestanden und uns zum Abschied geküsst. Ich hatte sie nach ihrer E-Mail-Adresse gefragt, und sie hatte sie mir gegeben.

Ostersonntag, 16.4.06

Vor zwei Wochen hatte ich plötzlich den verloren gegangenen Umschlag mit der alten VISA-PIN gefunden, die ich nie verwendet hatte. Ich hatte ihn geöffnet. 4551 – die Vorwahl von Bad Segeberg.

Wir hatten wie jede Woche am Samstagnachmittag in dem Aufenthaltsraum der Druckerei, in der E. arbeitete, Tischtennis gespielt, Kaffee getrunken, Kuchen gegessen, gekifft, Bundesliga gehört und fuhren nun heim. Die Skalitzer Straße runter. Das Handy piepste. Eine SMS.

Ich wusste, es war S. Eben hatte sie an mich gedacht. Jetzt vielleicht auch noch. Und ich dachte jetzt an sie, weil ich ja eben den SMS-Eingangston gehört hatte. Für einen Moment waren wir jedenfalls verbunden, und E., hinter dem ich fuhr, rückte in den Hintergrund. Ich sagte vielleicht noch etwas zu ihm und er irgendetwas zu mir, übers Wetter vielleicht, weil wir den Regen ja in unseren nassen Gesichtern hatten, und dann, am Lausitzer Platz: »Bis nächste Woche!«

»Machs gut!«

Ich fuhr noch ein paar Meter, ich wollte es noch hinauszögern, ihre Botschaft zu lesen. Dann hielt ich auf dem Bürgersteig zwischen Kottbusser Tor und Prinzenstraße, stieg von meinem Fahrrad und schaute auf ein taubenblaugraues Haus im warmen Nieselregen.

»Did you really stop smoking! That's a big thing, congratulations and good luck! I hope you get your cards etc. back or that they have not been used. I think it's a good idea, you talk/write with A. I'm pretty sure there is a common ground that can be reached. I hope so anyway.«

Wieder berührte mich ihre SMS ganz unmittelbar, schien mir ganz perfekt und richtig formuliert. Ich schickte ihr eine enthusiastische, zehnteilige SMS zurück. Und nachdem ich sie abgeschickt hatte, war es mir gleich peinlich. Vielleicht antwortete sie mir sogar. Aber irgendwann, als ich ihre SMS noch einmal las (nachdem ich ein paar andere gelöscht hatte, um Platz zu schaffen), stand da plötzlich eine längere, völlig seltsame SMS auf meinem Handy: »Did you really stop smoking! That's a big thing, congratulations and good luck! I hope you get your cards etc. back or that they have not been used. I think it's a good idea, you talk/write with A. I'm pretty sure there is a common

ground that can be reached. I hope so anyway. Drugging us and lying about it would only and it shouldn't harm anyone. I asked the person and he said I can tell you if I really want. So will you keep it?«
Ich hatte den zweiten Teil schon einmal gelesen. Mein Handy hatte zwei SMS miteinander kombiniert. Eine Art Déjà-vu – mir war spooky zumute. Kurz dachte ich an diesen Rave in London, an diesen unheimlichen Typen und wie er gesagt hatte: »You should do more LSD.«

Ostermontag, 17.4.06
Gestern Abend Kahuna. E. zeigte Punk- und New-Wave-orientierte Musikvideos. Achtziger und frühe Neunziger. Er hatte sich von der Gegenwart verabschiedet. Seit einem Monat trug er nun schon diesen seltsamen weichen Bart, der ihn gesünder, ein wenig männlicher, vielleicht auch geordnet resignierter aussehen ließ. Dem konnte man vertrauen, der erzählte keinen Scheiß.

Dienstag, 18.4.06
Lee Marvin, *Wandering Star*

Donnerstag, 20.4.06, Bad Segeberg
Der Mann mit dem Skill hatte mit etwas gezeigt, das ich nur nicht verstanden hatte: Man kann ein Streichholz auspusten, man kann es aber auch so wegwerfen, dass die Flamme im Flug erlischt. Dann sieht man noch seine Flugbahn leuchten. Man kann sein Leben auspusten – weil die Hand wehtut, wenn sie dem Feuer zu nahe kommt.

Freitag, 21.4.06, Bad Segeberg

Seine Mutter hatte sich 1944 das Leben genommen. Als er schon in Segeberg bei Verwandten war. Es hieß, sie sei paranoid gewesen. Dass auch seine Tante sich aus Liebeskummer das Leben genommen hatte, erfuhr ich erst jetzt. Das ununterbrochene Reden sollte seinen Tod in den Hintergrund drängen. »Warum hast du uns verlassen«, »wir hätten dir doch helfen können«, »so ein grausamer Tod«, »ach, wäre ich doch früher gekommen, vielleicht ...«

Der ganze Keller sei beleuchtet gewesen an diesem Vormittag. Das sei ungewöhnlich gewesen, wo er doch immer so sehr darauf geachtet hatte, das Licht hinter sich auszumachen. Und er habe in diesem Licht da gehangen. Die Arme ausgebreitet, als wollte er sie umarmen. Sie sei ein paar Schritte auf ihn zugegangen, um seine Umarmung zu erwidern. Man könne dabei ja gar nicht denken, wenn so etwas geschehe. Und dann habe sie gedacht, sie müsse ihn unbedingt abschneiden. Doch er war ja schon tot. Seine Hände hatten sich ja ganz kalt angefühlt. Aber seine Hände hatten sich ja immer so kalt angefühlt. Das musste ja nichts bedeuten. Dann sei sie zu den Nachbarn gerannt.

Überall diese Zettel in dem kleinen Zimmer. Oft mehrere mit den gleichen Notizen. Die Dinge, die man sich merken muss auf kleinen Pappen. Wie was geht und wie lange es dauert. Die Ladezeiten unterschiedlicher Computerprogramme: »Works: 4 Sekunden« usw. Teile von Bedienungsanleitungen. In einem Koffer die Buchführung seit den Fünfzigerjahren. Jede kleinste Ausgabe. Auch seine Einnahmen. Nur nicht die von Mutti.

Zuletzt hätten sie immer im Balkonzimmer gesessen. Er sei immer schnell eingeschlafen und wenn sie ihn dann angestoßen habe, habe er bestritten, geschlafen zu haben.

Und er sei ja auch immer krummer und gebückter geworden. Zwei Pullover habe er übereinander angehabt und immer noch gefroren. Einmal sei er dann mit zur Kirche gekommen. Was er sonst nie getan hat. Und habe auf dem Weg ihre Hand genommen. Oder sie hätten einander gegenüber gesessen, in der Mitte dieser Polsterhocker, unter der Decke hätten sich ihre Füße berührt.

Samstag, 22.4.06

8:30 Uhr: Aufstehen. Im Bett rauchen. Bad. Kein Duschgel. Wieso ist kein Duschgel in diesem Haus?
Stadt. Geistesabwesend. Ein Türke im Getränkemarkt, wo früher Spar war und davor noch was anderes. Fahrradfahren. Sie redet ununterbrochen. Denken und Reden sind eins. Alles, was gedacht wird, wird unmittelbar ausgesprochen:
Gemüsekartoffelsuppe.
Fliederbeersuppe zum Dritten.
Ein kleiner Vogel vor dem Fenster.
Dieser Vogel ist doch neu. Das ist Papa.
Norddeutsch. Schleswig-Holsteinisch. Eine nachlässige, sehr schnelle Art zu sprechen. Die Vokale wegnuscheln.
Langer Spaziergang zum Ihlwaldfriedhof. Omas und Opas Grab. Entspannung. Mutti erzählt, wie sich Opa hatte umbringen wollen. 1957. Der Strick war gerissen. Seinen Abschiedsbrief hatte er schon geschrieben gehabt. Sie hat den Brief aufgehoben.
1:45 Uhr: Krähen rufen einige Momente lang. Das blaue Licht der Aral-Tankstelle in der Ziegelstraße zwischen den Bäumen.
Die Tapeten, die er ausgesucht hatte für seinen letzten Le-

bensabschnitt. Ältlich. Marmoriert. Blass Veilchenfarben. Ich hatte das furchtbar gefunden. Erst jetzt fällt mir ein, dass Tante M. das Vorbild für diese Wahl gewesen war. So hatte er das kennengelernt. Die blässlichen Farben schienen ihm das angemessene Ambiente fürs Alter zu sein. Nur passt das alles hier nicht hin. Das Haus ist ja ganz anders geschnitten. Und das Fenster im Wohnzimmer viel zu niedrig für die hohen Polstermöbel, die nun, so wie sie stehen, das Fensterlicht verstellen.

Wir versuchen, das Wohnzimmer für die Beerdigungsfeier herzurichten. Die Sachen so hinzustellen, dass es okay ist, ein bisschen durchlässiger wenigstens. Es gibt zu wenig Stühle. Acht stehen im Wohnzimmer, aber es hatte doch mal zwölf Stühle gegeben. Wir suchen im ganzen Haus nach den fehlenden Stühlen. Einen finden wir im »Partykeller« unter tausend anderen Dingen, einen anderen in K.s Abseite, vor einem Karton mit meinen und O.s MAD-Heften. Die Zimmer sind zugestellt. Es durfte ja nichts weggeschmissen werden. Alles hätte man ja irgendwann noch einmal verwenden können; selbst den Klostuhl der Oma, die er gehasst hatte.

Allmählich verwelken die gelben Blumen auf dem Schrank meines Ex-Zimmers. In der Schranktür sind noch Messerwurfspuren. Die Dartscheibe hatte an der Schranktür gehangen. Ich hatte immer vor dem Fenster gesessen und mein Gesicht beobachtet, das sich im Fenster spiegelte. Und im Hintergrund lief die *Pathétique* oder was von Bowie.

Die Gesellschaftsspiele im Keller. Auf der Suche nach Kniffel. Man liest statt Marienkäfer Puck Marienkäfer Fuck und statt Protzen Fotzen.

Eine Plastiktüte mit Kerzenstummeln.

Das Haus als Organismus. Die Wohnmaschine.
Nachdem mein Bruder mit vierzig ausgezogen war, hatten die Eltern einfach den Thilo erfunden, einen imaginären Untermieter mit eigenem Namensschild an der Haustür. Und Bello, den Lautsprecherhund. Um potentielle Einbrecher zu verwirren.
Die Aufbahrung: »Ganz der Günter, wie er leibt und lebt. Mein Schwiegersohn hat ihn gut hingekriegt.«

Dienstag, 25.4.06
Halb fünf am Morgen.
Wie schön klingt das Zwitschern der Vögel.

Dienstag, 2.5.06
Ich saß in der Küche, rechts neben dem Fenster, so wie ich früher gesessen hatte. Mir gegenüber hatte O. gesessen, links von mir Papa, gegenüber von Papa K., und am Kopf des Tisches Mutti. Nur an dem Abend, an dem die berühmte Ketchupgeschichte passiert war, hatte O. an der Spitze des Tischs gesessen. Wir hatten Kartoffelsalat mit Würstchen gegessen. Es war nur noch wenig Ketchup in der Flasche gewesen. Ich hatte Wasser in die Ketchupflasche getan und sie geschüttelt. Der Verschluss war beim Schütteln abgegangen, der verdünnte Ketchup war herausgespritzt und O., der Ketchup bis zur Hysterie hasste, hatte alles abbekommen. Papa hatte mir eine gescheuert; O. war schreiend aus der Küche gerannt und hatte sich mit seinen Klamotten unter die Dusche gestellt. Am nächsten Tag war ich stolz mit blauem Auge zur Schule gegangen.
Und nun saß ich wieder an dem Tisch in der Küche. Es war

nicht mehr der alte Tisch, sondern ein neuer, der so ähnlich aussah, aber nicht ganz so. Und die Hocker, die um den Tisch herum standen, das war auch schon die nächste Generation. Ich saß am Fenster, an dem Platz, an dem ich immer gesessen hatte, und vor dem Fenster stand dieser neue Wohnwagen, und auf diesem Wohnwagen stand »Dethleffs Family«. So hieß dieser Wohnwagen.

Mittwoch, 3.5.06

Diese klaustrophobische Enge in Segeberg. Wenn ich dort war, hatte ich mich wieder schnell daran gewöhnt? Nein, eigentlich nicht, ich hatte ja ständig Notizen gemacht, Belege gesammelt für das, was ich als Wahnsinn empfand, was sich hier an allem zu zeigen schien.
Der irrsinnige Wahlspruch Jüterbogs, der jahrelang im Flur hing: »Wer seinen Kindern gibt das Brot und leidet später selber Not, den schlage man mit dieser Keule tot.«
Im Urlaub hatten sie sich mit Walkie-Talkies unterhalten. Mutti war »Birke« und Papa »Jokkmokk«. Jokkmokk war der nördlichste Punkt, an dem er gewesen war; mein nördlichster Punkt war Tampere.

Ich bin 44. Er war 77 geworden.

Sonntag, 7.5.06

Zurück in Berlin.
Niemand war da.

Sexyland. Vier oder fünf Männer. Ein dicker Türke oder Araber mit fiebrigen braunen Augen. Vielleicht Mitte dreißig. Ein völlig ausgemergelter, ausgezehrter Deutscher mit fahrigen Augen. In Jeans und Holzfällerhemd. Er sah aus wie der UNA-Bomber. Ein Student der Geisteswissenschaften. Kräftig. Halblange blonde Haare. Ein dezent Braungebrannter, gut gekleidet, dunkles, sportliches Jackett. Sein Blick war entschlossen, als er nach kurzem Zögern in eine der Kabinen ging. Die Blicke der anderen Männer waren meist unstet, unsicher, oft auf den Boden gerichtet. Ich fühlte mich auch nicht besonders souverän. Das Licht machte mich nervös, und die anderen Irren. Nun waren zwei jüngere Männer gekommen, Mitte zwanzig, mit halblangen Hosen und weißen Basketballschuhen. Sie lachten, als sie aus der Kabine kamen, als wäre das alles ein toller Spaß und ihr Leben eine prima Sache. Man ging auf und ab und wartete, während Biggie grad dran war. Ein rotes Lämpchen leuchtete neben ihrem Namen und ihrem Bild in einer Vitrine mit den Namen und Bildern und Nummern der zwei anderen Nackttänzerinnen. Niemand war in den Peepshowkabinen, während sie tanzte oder wahrscheinlich doch eher herumstand, um erst dann zu tanzen, wenn sich so ein Fensterchen vor einem neugierigen Männerkopf öffnete.

Ich ging in eine der Kabinen. Das Fenster öffnete sich. Biggie war sehr schlank. Ihr helles Gesicht hatte etwas Ausdrucksloses. Ihre blauen Augen wirkten starr. Die Brüste waren zu groß und prall für ihren Körper. Ich war froh, als sich das Fenster wieder schloss, holte mir eine Dose Warsteiner aus dem Automaten und schlenderte an den Sexfilmkabinen vorbei. Die Zeit schien endlos, dehnte und streckte sich, bis ein anderes Mädchen dran war.

Ramona hatte dunkelbraune Haare und war kräftiger. Natürlich muss der Blick immer etwas abweisend sein – um

sich zu schützen – und gleichzeitig kurz komplizenhaft locken. So nahm ich sie wahr: als nackte Frau mit warmem, weichem Körper. Manchmal schaute sie mich kurz an und öffnete ihre Lippen leicht. Die Zeit ging schnell vorbei. Die Trennscheibe in der hellen Solokabine war leicht verschmiert. Am Ende sagte sie mit slawischem Akzent: »Ich wünsche dir noch einen guten Schlaf!« Und ging wieder zum Tanzen. Und ich ging durch den bunten Plastikvorhang aus dem Sexyland zurück auf die Straße.
Ich verschwand, fuhr am Kumpelnest vorbei, in dem einer allein an der Theke saß, zu Möbel Olfe. Niemand da. Ein Bier ganz allein und die zweite Hälfte des kleinen Joints, den ich zu Hause schon angeraucht hatte.

Dienstag, 9.5.06
Zahnarzt.
Komisches Gefühl.
Dieser Zahn sei innerlich quasi verfault.
Wie tief die dann auch immer reingehen.
Sie arbeitete sehr sorgfältig, weil sie ja wusste, dass Papa an dem Vormittag gestorben war, als ich zuletzt bei ihr gewesen war. Sie wiederholte mehrfach, ich brauchte keine Angst zu haben, dieser Eckzahn sei tot, da könnte ich gar nichts mehr spüren. Sie restaurierte ihn, baute neue, tragende Wände in diesen Schrottzahn ein, damit irgendwelche komplizierten Füllungen irgendwie noch Halt finden konnten.
Das Wetter war wunderschön, und die Vögel zwitscherten.
Eine Pierre-Cardin-Jeans bei Peek & Cloppenburg und ein kurzärmeliges, hellblau gestreiftes Hemd für 29,90.

Die nette, mamahafte, asiatische Verkäuferin riet von Dunklem ab und empfahl mir helle, freundliche Töne.

Sendung über Kriegskinder. Es wird vorgeführt, wie Kinder mit den Kriegstraumata ihrer Eltern umgehen sollten. Opa liest der Enkeltochter in seinem gemütlich eingerichteten Kellerraum aus seinem Kriegserinnerungsbuch vor. Ein kleines Büchlein. Im Selbstverlag erschienen. Sie ist vielleicht dreizehn. Dies ist ein wichtiger Moment für beide, sagt eine Stimme aus dem Off, und wie wichtig es sei, die Erfahrungen der einen an die andere Generation weiterzugeben. Die Augen des Großvaters sind feucht. Er ist sehr bewegt. Die Enkelin schaut scheu weg von der Kamera, um zu zeigen, wie wichtig dies Ereignis für sie ist. Die Übergabe der Erfahrungen der einen Generation an die nächste ist gelungen.
Die Frau, Ende siebzig, Anfang achtzig, erzählt davon, wie sie Ende des Krieges von Russen vergewaltigt worden war. »Und dann war ich allein in dieser Kammer. Und dann wusste ich ja, was auf mich zukommt.« Wie ungepflegt die gewesen seien. Diese Kirgisen. Diese Soldaten aus den zentralasiatischen Gebieten der Sowjetunion. Aber zu Kindern seien sie immer nett gewesen. Sie spricht das erste Mal darüber. Im Off wird von den Schwierigkeiten in der Ehe erzählt, dass sie sich nicht mehr so richtig für ihren Mann hatte öffnen können, nachdem die Kinder dann da waren. Die Kinder stehen in der Einbauküche und werkeln, während Mutti oder Papi gemütlich vom Krieg erzählt. Wie wichtig es sei, dass sich diese Last auf mehrere Schultern verteile, sagt die Kriegstraumaexpertin. Wir waren oft verärgert gewesen, wenn Mutti in diesem gemütlichen, einschmeichelnden Ton begonnen hatte, eine

Geschichte vom Krieg zu erzählen. Während Papa immer versucht hatte, zu vergessen.

Und nachdem C. sich das Leben genommen hatte, hatte auch ich mein wirkliches Erlebnis und meinte, niemand könne mich verstehen, der nicht Ähnliches erlebt hat. Nie ging ich über die kleine Brücke an der Trave, an der eine einfache Tafel an K. erinnert. Sie war 1982, im Sommer, erschossen worden. Ein paar Monate nach C.s Tod, einen Tag, bevor sie als Austauschschülerin nach Australien hätte fliegen sollen. Ihr geisteskranker Mörder war wenig später gefasst worden.

Mutti breitete Plastiktüten auf der Holzbank aus. Ich weigerte mich, mich auf die für mich vorgesehene Plastiktüte zu setzen, und tat es dann doch, um gleich wieder aufzustehen und eine Zigarette zu rauchen.

Donnerstag, 11.5.06

K. mit R. auf dem Spielplatz in der Bergstraße. Es tut mir gut, von ihr noch einmal daran erinnert zu werden, wie schwierig es zu Hause gewesen war. Wie sehr mich das verstört hatte.

Und gleichzeitig weiß man ja, wie wenig jemand dafür kann, wie er geworden ist, wie klein der Spielraum eigenen Entscheidens doch ist oder zu sein scheint. Wie durchgedreht man selber ist.

Jeden Tag redet sie laut mit den Toten auf dem Friedhof vor der Marienkirche. Mit Papa, Tante M., Onkel A.

Wenn ich beim Völkerball als Kind in der Verlierermannschaft war, hätte ich absichtlich so schlecht wie möglich gespielt, erzählt sie. Ich kann mich gut daran erinnern.

Samstag, 13.5.06

Die Fotos mit Papi drauf. Mein Lieblingsbild ist schon elf
 Jahre alt. Damals auf dem Fernsehturm, draußen hatte es drei Regenbogen gegeben. Der Regenbogen unterhalb des Fernsehturms war ein Kreis gewesen. Auf dem Foto sieht Papi freundlich und fast glücklich aus.

Auf einem anderen von 2003, mit S. in der Mitte, guckt er dagegen ein bisschen altersstarrsinnig und erinnert an seinen Vater. Hatte er gedacht, die mongolische Mitbewohnerin sei meine Geliebte? Hatte ihn meine Wohnung abgestoßen, das Chaos, und dass sie schlechter gewesen war als die alte, hatte er die Spuren der Verwahrlosung gesehen? War er vielleicht einfach nur erschöpft gewesen von der großen Hitze? Ich hatte diese Bilder nur selten angeguckt. Das Vorwurfsvolle in seinem Blick erst jetzt registriert. Und bildete es mir vielleicht auch nur ein.

Danach: Das Foto, wie er so ganz grau auf dieser Bank an der Ostsee sitzt. Hatte er das Gefühl gehabt, dies sei sein letzter Gruß, als er uns dies Bild schickte? Und nach der Operation hatte sich sein Lebensgefühl verändert.

Mutti guckt auf dem Foto sanft und entspannt.

Sonntag, 14.5.06

Das blaue und das orangene Zimmer. Wie schön war es gewesen, mit I. zu tanzen. Und danach hatten wir uns mehrfach gegenseitig für das Vergnügen bedankt, das wir uns gemacht hatten. Wir sprachen fast nur Englisch miteinander. Manchmal, wenn wir ein Wort nicht wussten, auch kurz Deutsch oder Französisch. Sie war entschlossen, aus ihrem Leben eine gute Geschichte zu machen, und glaubte an sich. Sie schien leuchtend stimmig in allem sie selbst

zu sein. Ihr Körper strahlte eine angenehm relaxte Sexyness aus. Wir waren völlig verschieden, hatten entgegengesetzte Ansichten, aber dennoch fühlten wir uns selbstverständlich und vertraut miteinander.
Sie las keine Zeitung, sie guckte keine Nachrichten, das interessierte sie alles nicht so. Ob ich ihr das Weltgeschehen nicht kurz einmal zusammenfassen könnte, was so los sei: »Was sind denn so die Big Points der letzten Tage gewesen? Hat Berlusconi nun den Sieg von Prodi anerkannt?«
Oje. Auch ich hatte diese Dinge in letzter Zeit nur noch am Rande mitverfolgt.

Manchmal hatte ich das Gefühl, in einen leeren Raum zu fallen, so viel starrsinniger Groll schien mir plötzlich in seiner Entscheidung zu liegen, sich das Leben zu nehmen. So sehr schwang da plötzlich die Gewalt eines Opfers mit, und dann schaute ich wieder auf H.; ich war in ihrer Wohnung und aß etwas, wir spielten Scrabble, und ich hatte etwas von dem Hasch geraucht, das sie vorrätig hatte, obgleich sie selbst nicht rauchte. Vielleicht hatte ihr Freund es auch dagelassen, in ihrer Obhut, um nur bei ihr zu rauchen – egal –, das gefiel mir, und auch dass keinen Alkohol bekam, wer bei ihr zu Besuch war und Hasch rauchte. Manchmal die Ansätze eines Gefühls von Trost- und Haltlosigkeit, während wir überlegten, was für ein Wort gelegt werden könnte.

Montag, 15.5.06
K.s Sohn. Diese winzig kleinen Hände. In dem Restaurantgarten am Ufer, Pommes mit Ketchup und eine Cur-

rywurst. Der Himmel war angenehm verhangen. Es war frisch, doch ohne kalt zu sein. Die Stadt hatte ein bisschen von der schönen Wärme zuvor gespeichert. Man spürte die Wärmewellen. Und ich dachte an D.s und M.s Picknick im Tiergarten; es war Nacht geworden, wir hatten gefröstelt; und wie es gleich wärmer geworden war, als wir den Tiergarten mit unseren Rädern verlassen und die Wärme gespürt hatten, die vom Pflaster kam. D. hatte gefragt, ob ich mit zur Geburtstagsparty von F. kommen wollte, wir könnten uns ja davor bei ihr frischmachen, einen Tee trinken, uns andere Sachen anziehen, und ich hatte abgelehnt, mit einem irgendwie traurig-resignativen Gefühl.

Am Wochenende sei es kalt geworden. Der Grabschmuck habe nun auch nicht mehr schön ausgesehen. Sie habe ihn abtragen lassen. Eine ältere Dame, die sie auf dem Friedhof kennengelernt hat, habe ihr einen Briefumschlag mit zehn Euro geschickt. Dafür sollte sie ein paar Blumen kaufen. Der kleine Vogel, der eine Weile immer gekommen sei, den sie für einen Boten Papas gehalten habe, komme nicht mehr. Vielleicht habe er ja jetzt woanders zu tun.

Ich hatte die angenommenen Werte meines Vaters bekämpft und auf meine Fragen nie eine Antwort erhalten; er hatte nie viel gesprochen. Ob er meine Artikel im Internet gelesen hatte, die ganzen Drogen- und Techno-Geschichten, die depressiven Sachen usw.? Das Bild, das in ihm entstanden wäre, wäre ein anderes gewesen als das, das andere von mir hatten. Wenn er es gelesen hätte, hätte er vieles wörtlicher genommen, als es gemeint war oder benutzt wurde; als Effekt und Wiederholung, mit der man versuchte, sich vom Wiederholten zu distanzieren. Ich weiß es ja nicht.

Ich hatte mich immer zusammengenommen, wenn wir

uns zwei-, dreimal im Jahr getroffen hatten. Einmal, als wir schon nicht mehr zusammen waren, hatte ich K. gebeten, mitzukommen, weil es einfacher war, mit ihr zusammen die Eltern zu treffen. So hatten wir einander Rollen vorgespielt, versucht, dem anderen nicht zu viel zuzumuten.

Dienstag, 16.5.06
»Ein Bürger ist ein Mensch, der anders denkt als ich.«
(Jules Renard, *Der Schmarotzer*, 1964)

Irgendwann hatte man sich gesagt, man wolle auf keinen Fall ein funktionierender Teil dieser Gesellschaft werden. Man fühlte sich nicht dazu verpflichtet, mehr als 1 000 Euro zu verdienen. Man wollte sich mit dem identifizieren können, was man tat. Sich auf keinen Fall von den Sorgen und der Angst auffressen lassen, von denen das Leben der Eltern so geprägt war, ihrem Sicherheitsdenken. Als spürten sie ständig eine große Gefahr für ihr Leben. Vieles, was uns egal war, empfanden sie als Bedrohung, die sie verunsicherte; nur manchmal eine kleine kesse Neugier, die sich aber außer auf dem Fasching, dem Feuerwehrball, dem großen Fest in einer überschaubaren Kleinstadt selten zeigte. Vielleicht noch mal kurz bei Ingrid Steeger aufblitzte, wenn sie in *Klimbim* ihren Busen zeigte. Gezeigt hatte. Vor dreißig Jahren.

Sonntagnachmittag, 21.5.06
Die nette Friseurin sagte, sie habe im Prinzip schon unter allen Drogen gearbeitet. Das sei dann eben so eine Art

Handikap, unter dem zu arbeiten sich wahre Meisterschaft zeige.
42 | E. ging es, glaube ich, ähnlich. Sie kiffte beim Umzug. Bekifft einfache Sachen zu machen bringt viel Spaß. Weil man sie bewältigen kann. Komplexere Dinge stürzen einen schnell in Panik.

Umräumen. Plötzlich wusste ich ganz genau, wie ich die Dinge um mich herum anordnen musste. Es war unglaublich. Ein wirklicher Moment des Glücks. Alles stimmte. Plötzlich machte es wieder Freude, genau hier zu sitzen, am halb offenen Fenster, meine Musik nur ein bisschen lauter als die Stimmen zweier Türken, die sich was erzählten und dann wieder verschwanden, dort draußen auf der Straße.

Mittwoch, 24.5.06

Gibs doch zu – du warst bekifft! Erleichtert auch darüber, dass du konkret gehandelt hast. Es hatte geregnet. Du warst Tischtennis spielen gegangen. Du hattest auf I. gewartet, obgleich du eigentlich gewusst hattest, dass sie nicht kommen würde. Zu blöde hatte sich das letzte Treffen angefühlt.
Ich hatte sie mitgenommen zur Eröffnung des polnischen Filmfestes. Mich aber dabei gleichzeitig auch ein bisschen von ihr distanziert, als ich sie D. als meine Ex-Mitbewohnerin vorstellte; eine freundlich gemeinte Ironie, die mir den Raum auf beiden Seiten offenhielt. Damit, dass ich mit ihr da war, zeigte ich öffentlich, dass sie mir mehr wert war, als es eine affärenartig kurze Ex-Mitbewohnerin gewesen wäre, andererseits gab ich zu verstehen, dass ihr Status unklar war.

Ich hatte nie das Gefühl, dass sie in mich verliebt war, sondern dass sie halt gerade in einer sexinteressierten Ausprobierphase steckte. Sie war neugierig und sportlich. Sie bemühte sich, schön zu sein, und es war klasse, wie sie sich bewegte und zeigte, wie sie streichelte und anfasste, wie sie tanzte und küsste. Manchmal ging sie mit mir zum großen Spiegel, um prüfend zu gucken, wie wir nebeneinander aussehen. Sie fand sich okay; mir war es etwas peinlich. So sahen wir eben aus. Manchmal dachte ich, ihr Sex gelte nicht eigentlich mir, es war die Situation, die ihr romanhaft vorkam und in die sie sich eingefügt hatte. In einer Geschichte wäre es logisch gewesen, dass wir etwas miteinander anfingen. So hatten wir das dann auch in echt gemacht. Und sahen nun in echt, hier vor dem Spiegel, so aus wie zwei – nicht besonders gute, nicht besonders schlechte – Schauspieler, die eine Geschichte aufführten, die nicht ihre eigene war.

Ihr Gesicht glänzte. Sie lächelte neugierig und gespannt. Immer noch lief dies Bollywoodvideo, das sie mitgebracht hatte. Sie fand es nicht so interessant. Es ging um Politik. Die Liebesfilme gefielen ihr besser. Böse und gute Gruppen von Männern bekämpften einander. Wir hatten auch längst den Faden der Handlung verloren. Wir guckten uns an; sie auf der einen, ich auf der anderen Seite des Sofas. Meine Füße zwischen ihren Beinen unter ihrem Po. Die Kleider verwirrt.

»Bin ich dir auch nicht zu schwer?«

»Nö.«

»Look at me. You can see everything you want, you can do whatever you want. Just tell me.«

»I'll roll another one.«

Ich war eine Brückenfigur auf ihrem Weg ins Leben. Mei-

ne Wohnung war ihre erste Haltestelle in Berlin gewesen. Zunächst hatte sie ständig saubergemacht und abends sehr
 viel über ihre Träume geredet.

Sie sagte, ich solle nicht lachen. Dann erzählte sie von einem reichen, schönen, indischen Traummann, den sie hoffte, irgendwann einmal zu treffen. Inder sähen am besten aus, so stylemäßig. Am besten wäre über vierzig, da müssten sich die Männer nicht mehr so beweisen. Und Arzt. Arzt wäre gut. Mit diesem Mann würde sie durch die Welt reisen, in die Südsee, und viele Abenteuer erleben. Sie stellte sich das alles so ganz genau vor, schmückte es in ihrer Vorstellung aus. Damits noch schöner war im Kopf.

»Wie hoch, meinst du, sind die Chancen, dass das klappt?«

»Null.«

Ich war dieser Mann sicher nicht.

Und sie war auch nicht die Frau meiner Träume.

Darauf könnte man an und für sich ja jetzt auch einmal einen trinken.

Sie hatte von Goa erzählt. Wie sie mit diesem älteren Mann, der ihr alles bezahlte, durch die Gegend gefahren war, wie er zum ersten Mal mit ihr Hasch geraucht hatte. Sie hatten nicht miteinander geschlafen; sie war nur seine Prinzessin gewesen.

Plötzlich hatte am Morgen ein altes, weißes, leicht vergilbtes Stückchen Papier vor dem Schreibtisch gelegen, kleiner als der Nagel meines kleinen Fingers. Mit einer 8 drauf. Einen solchen Zettel hatte ich schon in Bad Segeberg, in dem kleinen Zimmer vor meinem Bett gefunden. Dieser Zettel hatte mich erschreckt, weil eine auf dem Boden liegende 8 das Logo einer Depressionsbroschüre war, die ich im Balkonzimmer in Bad Segeberg gefunden hatte: Wer fünf der acht Fragen mit Ja beantwortete, sollte sich gleich beim nächsten Arzt melden.

Ich hatte diese Aneinanderreihung liegender Achten zunächst völlig schockiert für einen späten Gruß meines Vaters gehalten. Hatte gedacht, er hätte sie hingemalt, in einer Phase schwerer Depression. Verzweifelt darüber, in seinen schlimmsten Befürchtungen bestätigt, dass er nicht nur die erforderlichen fünf, sondern gleich acht Mal Ja ankreuzen konnte. In seinem Zimmer, in meinem Ex-Zimmer, in dem er immer am Computer gesessen hatte, in der Hoffnung vielleicht auch, jemand würde ihm schreiben, in diesem nun total zugestellten Zimmer, in dem eine pastellfliederfarbene Seniorentapete hing; dies Zimmer war eine Insel verwirrter Unordnung inmitten der angstvollen Ordnung der Eltern gewesen.

»Schämen Sie sich nicht, zum Arzt zu gehen!«, hatte in der Broschüre gestanden.

Schämen Sie sich, nicht zum Arzt zu gehen?

Und die 8 hieß natürlich als Erstes: »Hab acht.« Mir fiel aber auch ein, dass die 8 eine Ziffer war, die Papa und ich gemeinsam hatten. 1928. Und August ist der achte Monat. Eine schwache Verbindung, klar, aber etwas.

Und als es plötzlich wieder kühler geworden war, nasskalt im Mai, war dieser kleine Vogel wieder da. Sie nannte ihn Zietzewitz. So klang das, wenn er sang. »Zietzewitz, Zietzewitz.« Und manchmal hatte er einen Gefährten dabei. Sie habe ihn leise gerufen, und dann habe er sich auf die Birke gesetzt und sie habe sich dann hingesetzt und mit ihm geschnackt.

Heute wirkte sie traurig, aber in ihrer Traurigkeit und Hilflosigkeit doch auch getröstet von diesem kleinen Vo-

gel, dem Träger der Seele meines Vaters, wie sie meinte, der zu ihr eilte, um sie zu unterstützen an Tagen, die so trüb waren, die das Gemüt beschwerten.
»Es ist so kalt geworden, nicht wahr? Und ich weiß doch nicht, wie man die Heizung wieder anstellt. Sie steht auf Sommer, aber es ist so kalt. O. hat auf einen Knopf gedrückt; dann ging sie wieder. Aber er hat gesagt, das dürfe man nur einmal machen. Und dann war ich wieder auf dem Friedhof, bei Mutti und Vati, und hab mit ihnen geredet, und dann war ich wieder bei Papi. Schräg gegenüber von seinem Grab haben sie ein anderes ausgeschaufelt. Da muss ich dann aufpassen, dass ich der Beerdigung nicht in den Weg komme.«

Du fühlst dich immer noch, als hätte eine Bombe eingeschlagen. Tendierst in deiner Aufregung zur Apathie. Fühlst dich plötzlich unfähig, vernünftig weiterzumachen, eins nach dem anderen, also völlig gegen deine sonstigen Gewohnheiten, versuchst dann, wenn schon, zielgenau und nicht so zeitaufwendig dich wegzuschießen und gleichzeitig möglichst viel um dich herum zu verändern und gleichzeitig dich irgendwie zu beruhigen. Alles fällt unglaublich schwer. Erschöpft nach dem Nachmittag. Es war sehr schwül gewesen. Ich hatte auf einer Bank gesessen und B. beobachtet, wie er mit T. auf dem Kletterbaum herumgeklettert war. Und später bei N. Er kam mir wieder so stumpfsinnig vor. Ich sagte, es sei doch irgendwie pervers, dass ich nun nach dem Tod von Papi plötzlich wisse, wie die Möbel in meiner Wohnung stehen müssten. Und er sagte, er habe sich nach dem Tod seines Vaters ständig daneben gefühlt, so, als habe er den Tod seines Vaters als eine ihm zugefügte Gemeinheit empfunden.

In C.s Zimmer hing ein Foto, das Wolfgang Tillmans von ihm gemacht hatte.
In N.s Zimmer hängt ein Foto, auf dem er neben Angela Merkel und Renate Künast zu sehen ist.

Als ich ins Bett ging, hörte ich jemanden eine kleine Melodie auf der Blockflöte spielen. Von Weitem, so dass ich mich nicht bewegen durfte, wenn ich die Melodie richtig hören wollte. Als ich dann im Bett war, war die Musik schon wieder fort.

Freitag, 26.5.06
Graue Langeweile. Wieder war man unfähig gewesen, sich irgendetwas vorzunehmen, sich irgendeinen Plan zu machen, sich irgendwie in die Zukunft zu werfen. Die Wachheit des Morgens würzte man mit dem Rest des Benommenseins von gestern. Ein Croissant, vier mittelgroße, überzuckerte Milchkaffees. Am Schreibtisch. Rauchen.
Man flieht die Geschichten des wirklichen Lebens, weil man meint, unbedingt Zeit zum Schreiben zu brauchen. In diesem Schreiben versucht man, aus dem Chaotischen etwas Sinnvolles zu machen. Ich wollte immer innehalten, weil ich meinte, schon genug kennengelernt zu haben, aber ich reagierte sofort, wenn ich die Möglichkeit bekam, in ein anderes Leben zu gucken. Ich fühlte mich geehrt, wenn ich die Einladung bekam, an einem anderen Leben teilzunehmen. Aber gleichzeitig hielt mich das auch davon ab, meine Materialsammlung Leben zu ordnen.
Die ganzen Geschichten, auf die man sich meist nur halb, aber dann richtig, und dafür umso länger eingelassen hatte. Und am Ende war jemand tot. C. hatte den Prototyp

der Geschichte geschrieben, und genau so waren wir zu Büchern gekommen – als Miterlebende. Wir wollten jemand anders sein, jemand, dessen Geschichte wir lesen wollten. Und gleichzeitig wollten wir uns beim Leben zuschauen. Und träumten von diesem Punkt, von dem aus man endlich anfangen könnte.

Samstag, 27.5.06

»Guten morgen, lieber detlef*danke für die einladung zum privaten fff*ich habe sogar geklingelt, doch keiner da*wie geht es dir?***«

Tischtennis, Studenteninsel.
Erst im Spiel merkte ich, dass M. ähnlich launisch spielte wie ich: phasenweise sehr konzentriert, und dann, nach einem oder zwei misslungenen Schlägen, steigerte er sich in so eine Genervtheit hinein, die sein ganzes Spiel infizierte, so dass ihm gar nichts mehr gelang und seine plötzliche Unsicherheit auch mich ansteckte und meine Unsicherheit dann wieder seine steigerte. Den ersten Satz gewannen wir noch, und alles deutete auf einen klaren Sieg. Zwei und drei verloren wir knapp. Mit E., dem die oberen Schneidezähne fehlten, hätte ich gewonnen.
Am Rande tauchte plötzlich eine große Ratte auf. Sie wirkte ganz zahm. Das war irritierend. Vor allem auch, wenn man sie im Rücken spürte. Wir unterbrachen unser Spiel und beobachteten sie einige Momente. Dann war sie wieder weg.

Montag, 29.5.06

Wie sehr er sich über diese kleinen chinesischen Buddhafiguren gefreut hatte, die ihm die Leute von diesem chinesischen Restaurant am Ihlsee gegeben hatten, als er seinen 75. Geburtstag feierte. Sie standen auf dem Regal mit den Videokassetten. Hatte er diese Kassetten je angeguckt? Die ersten Berliner Jahre hatte ich ihm zu Weihnachten Platten von Fred Bertelmann und Freddy Quinn geschenkt. Das war die Musik, die die Eltern in den Fünfzigerjahren bei ihren Feiern gehört hatten, die ich Ende der Sechzigerjahre gehört hatte, frühmorgens, bevor er mich um halb sieben in den Kindergarten gefahren hatte. Er hatte diese Schellack-Platten mitgenommen, vom alten in das neue Haus, vom alten in das neue Leben. Und dann hatte er, der nie etwas wegwerfen konnte, die Platten plötzlich in den Mülleimer geworfen. Ich hatte sie da gefunden, einige der Platten genommen und sie an einen Mitschüler verkauft. Und dabei das Gefühl gehabt, ihn zu beklauen und das Geklaute – seine Vergangenheit – zu verkaufen. Ich war irgendwie erschüttert gewesen, dass er seine Vergangenheit so achtlos einfach weggeworfen hatte; es war ja nicht nur seine eigene Vergangenheit gewesen.

Abends mit M. am Flipper in seiner Kneipe. Einerseits das Generve; dass es so eng dort ist, sich so familiär anfühlt, nie passiert etwas Überraschendes, alles scheint hier längst schon geschehen zu sein, die Gegenwart ist eine Ansammlung von Vergangenheiten und Flippern; wir waren nicht mal schlecht. Andererseits: Hier bist du auch zu Hause.

Dienstag, 30.5.06

Der junge, attraktive Arzt kam mit einer schmalen Helferin. Sie war vielleicht 1,60 groß. Ihr Gesicht war fein geschnitten. Ihre dunklen Augenbrauen wirkten total elegant. Die grau-blaue Zahnarztkleidung stand ihr sehr gut. Sie sahen so aus, dass man dachte, ihre Freunde sprächen von ihnen als einem Traumpaar.

Sie machten nicht viel Federlesen. Über meinen Kopf hinweg unterhielten sie sich über irgendeine Feier im Bekanntenkreis, während er meinen letzten Weisheitszahn zog. Keine Ahnung, ob es daran lag, dass er so geschickt war oder die Betäubung so stark; jedenfalls war ich mir nicht sicher, ob er meinen Zahn nun tatsächlich zog, als er meinen Zahn zog, ich vermutete es nur und war dann erleichtert, in meiner Vermutung bestätigt zu werden, als er sagte: »Nun können Sie gehen.« Im Radio lief *JAM Radio*; auf einem achtlos in der Nähe der Patienten herumstehenden Computermonitor stand ein bunter Blumenstrauß.

Ich fragte, ob ich am Abend Fußball spielen könnte, und er sagte, ja gut, wenn es dann an der Stelle, wo zuvor der Zahn gewesen sei, irgendwie pochen würde, müsste ich aufhören. Wo ich denn spielte? Welche Position?

»Ja …« Kurzes Überlegen, so als wäre ich wieder zwölf, grad neu im Verein, und der Trainer hätte mich gefragt, auf welcher Position ich gerne spielen würde. Die Unvernunft flüsterte einem zu, Linksaußen zu sagen, weil der damalige Lieblingsspieler – der Schalker Erwin Kremers – dort spielte. Wenn man guckte, fand man die Außenstürmerposition am besten. Aber eigentlich spielte man am liebsten Außenverteidiger. Oder so wie Hagi. Oder Feng-Shui-mäßig. Wo die Sonne stand, spielte auch eine Rolle.

Im Kiosk gab es Bärchen mit kleinen Deutschlandfahnen. Auf ihrer Brust trugen sie ein Schild, auf dem stand »Drück mich«. Wenn man sie drückte, ertönte mit heller Stimme ein leises Deutschland-Gerufe, bei dem das L fast unsichtbar war.

Mittwoch, 31.5.06

Nachdem seine Mutter zu arbeiten aufgehört hatte, um sich ganz dem Kind widmen zu können, hatte sie immer mehr getrunken. Mehrmals hatte sie versucht, sich mit Tabletten das Leben zu nehmen; schließlich war sie vom IC überrollt worden. Hatten wir uns da schon gekannt?
Er beschrieb die Stelle, erzählte von der Unsicherheit, ob es Selbstmord gewesen war. Seine Ruhe imponierte mir und übertrug sich dann auch auf mich.

Dies ist ja alles wirklich, die Toten, die Grausamkeit der Tode, die Vorwürfe, die man sich automatisch macht, und gleichzeitig lebt man ja hier, geht es ja hier darum, dass man versucht, so sorgfältig wie möglich zu handeln, »bewusster« zu leben, die eigenen Probleme in den Griff zu kriegen, »mehr auf sich zu achten«, sich nicht von der Vergangenheit auffressen zu lassen, nicht vor ihr davonzulaufen, sein Leben zu ändern, eine Vorstellung zu entwickeln von dem, was man eigentlich will, sich in die Zukunft zu werfen usw. usf.

Donnerstag, 1.6.06

Stehengeblieben und festgefahren in seinen Hippiegeschäftsreiseideen, nun mit Frau und Kind und Hartz IV und kein Geld, und die aus München lachen sich tot, für

wie wenig Geld die Berliner arbeiten, Stundenlöhne von 8 Euro. Ne, dafür gehe er nicht arbeiten. Diffuse Ideen:
 vielleicht Ökoreiseveranstalter oder auswandern. Das alte Geschäft wieder aufnehmen.

Er wirkte leicht fertig. Vielleicht hatte er sich irgendwas überlegt, was er sagen könnte, und dann traute er sich einfach nicht; vielleicht dachte er dann auch, es sei ja nun doch schon ein paar Wochen her und es wäre auch irgendwie unangemessen, noch etwas zu sagen; vielleicht hatte er es auch vergessen, wie J., der am Samstag ganz erstaunt gewesen war, als ich nach längerem Zögern auf die Frage, wie es mir gehe, erst naja und dann was denkst du denn? geantwortet hatte; natürlich sei ich noch mit Papis Tod beschäftigt.

Klar.

Unangenehm schneidendes Dichtsein. Diffus schlechte Energie. Ich fand es nicht gut, dass er Geld vom Staat nahm, mich ärgerte dies Hippiemäßige. Vielleicht unterschätzte ich auch seine Bemühungen, es anders zu machen. Als er angerufen hatte, war ich ja noch in der Lindenstraße gewesen, in der Höhe des Jüdischen Museums, erschöpft von dem Artikel, den ich am Morgen geschrieben hatte, und hatte mit vermischten Gefühlen daran gedacht, wie wir wieder zusammensitzen würden, Backgammon spielen und kiffen; ich hatte dies leicht paranoide Dichtsein schon in mir gespürt und gewusst, dass ich nicht nein sagen würde.

Dann ging er wieder, und ich legte mich für ein, zwei Stunden hin. Der Tag war kalt, in der Wohnung war es kühl. Später Kahuna, Flippern.

Freitag, 2.6.06
»16 Spielerdosen aus limitierter Auflage.«
»Mach mit Gewalt Halt.«

Der junge Stadtführer ging rückwärts voran, vom Checkpoint Charlie her kommend die Friedrichstraße Richtung Lafayette runter. Er sprach sehr laut englisch mit amerikanischem Akzent. Es ging um 89, den 9. November, die Begeisterung der Menschen, die er versuchte durch Wiederholung verständlich zu machen. Von Weitem, von der anderen Straßenseite her, hörte es sich jedenfalls so an, als riefe er »Tear down the wall!«, und als antworteten seine Schützlinge im Chor: »Tear down the wall!« Und das klang dann wieder genauso wie das »Wir sind ein Team!«, mit dem sich unsere Fußballmannschaft auf die anstehenden schweren Aufgaben einstimmte, sich Mut machte. Philipp Lahm war da der Einpeitscher.
War die Fußball-WM nun ein »Farce«-, »Phantom«- oder »Schurkenereignis«, ein »Fake«- oder »Ghost-Event« (Jean Baudrillard) überlegte ich und dachte daran, wie ich selber am 9.11.1989 hier gestanden und einer Gruppe von jungen DDRlern zugeschaut hatte, die das gesamte Ton-Steine-Scherben-Album *Keine Macht für Niemand* zur Feier der Maueröffnung gesungen hatte. In der gleichen Liedfolge wie auf jener Platte.

Kevin Kurányi ist bei den Werbespots der Telekom lachend mit seinem Handy zu sehen. Es wirkt wie eine Verhöhnung. Auch dass bei Spiele-Vogel immer noch drei oder vier vielleicht dreißig Zentimeter große Kevin-Kurányi-Figuren im Schaufenster stehen. Vermutlich interessieren sich die Betreiber nicht wirklich für Fußball;

vielleicht protestieren sie auch dagegen, dass der glücklose Neu-Schalker nicht nominiert worden war.

Deutschland - Kolumbien 3:0
Man fühlt sich peinlich berührt, wenn so ein blonder Tenor mit viereckigem Gesicht und aufgerissenem Mund voller Inbrunst die deutsche Nationalhymne singt. Vor allem auch, weil der, der die kolumbianische Nationalhymne gesungen hat, viel besser ausgesehen hat mit seinen schwarzen Haaren und seinem schönen lateinamerikanischen Gesicht. Ein ähnliches Gefühl von Peinlichkeit und Ertapptsein hat man ja auch immer, wenn man im Ausland gefragt wird, aus welchem Land man kommt.

Graue Tage, zu kühl, wie immer, für diese Jahreszeit. Erschütternd, dass man immer wetterfühliger wird, wie sehr einen solche Tage bedrücken.
Ein paar Wochen war die Familie aus den Philippinen zu Gast. Sie saßen die ganze Zeit auf dem Sofa nebeneinander: die Frau, die Tochter, der Sohn, beide neunzehn oder so. Sie beachteten mich nicht weiter, sondern schauten ganz konzentriert auf den Fernseher, in dem ein amerikanischer Actionfilm lief. Irgendjemand hatte eine Maschine entwickelt, mit der man in die Zukunft schauen konnte. Daran entzündeten sich Weltkonflikte. Sie rauchten. Ich rauchte. T. werkelte in der Küche an einer Roulade. Wie gut, dass das Wetter so schlecht war, da brauchte er sie nicht in den Zoo auszuführen.

WM-Ouvertüre in Frankfurt: Nummer 9 ist die Trauer; Nummer 1 die Härte, Euphorie und Ekstase und Respekt gab es auch noch. Dazu illustrierende Filmchen.

»Der Verfasser dieser Seite trägt keine Verantwortung für die Art, wie die hier zur Verfügung gestellten Informationen genutzt werden. Dateien und alles andere auf dieser Seite sind nur für den privaten Gebrauch bestimmt und sollten darum nicht runtergeladen oder gelesen werden. Wenn Sie irgendwie in Verbindung mit der Regierung, Anti-Pirate- oder rechtsradikalen Gruppen oder anderen ähnlichen Gruppen stehen, ist der Zugang zu den Dateien und das Lesen der HTML-Seiten verboten. Alle Objekte dieser Seite sind privates Eigentum und somit nicht zum Lesen bestimmt. Grundsätzlich ist es verboten, diese Seite zu betreten. Wenn Sie diese Seite dennoch betreten, verstoßen Sie gegen den Code 431.322.12 of the Internet Privacy Act, der 1995 von Bill Clinton verabschiedet wurde. Das heißt, Sie können gegen die Personen, die diese Dateien verwalten, nicht vorgehen.«

Karneval der Kulturen: Im Fernsehen erst richtig schöne Wagen und Tänzer, die Thailänderinnen mit leicht angestrengtem Lächeln. Aufführung eines Kickboxers. Sie sangen so schön. Auf Französisch. Traurig-elegante Liebeslieder. Wie bei Wong Kar-Wai.

Pfingstmontag, 5.6.06
»Das mit deinem Vater tut mir leid.«
Wie soll mans sonst sagen?

Volksbühne / Themenabend »Kommune«
Er saß zwei Meter neben mir auf dem Boden, Mitte vierzig vielleicht, klug, im Gesicht schon etwas müde, und auch mal mit großen Hoffnungen auf der Uni gewesen,

wir guckten uns an und dann kurz nach oben – wie peinlich alles – und auch, dass wir das schon tausendmal erlebt
56 | hatten auf Veranstaltungen, deren Anliegen wir teilten. Wir erkannten uns als Mitglieder im Club der Enttäuschten und wussten, wie die wissbegierigen Jungen so drauf waren.

Der ehemalige AAOler sprach von dem Scheitern der AAO in einem ähnlichen Ton wie Kommunisten von der DDR oder den Verbrechen Stalins. Ständig verglich er Mühl mit Fidel Castro, d. h. er räumte alles ganz schnell ein, aber wollte doch unbedingt zur Gegenwart kommen, zum Heute. Irgendwie sollte man dem Kapitalismus »Geld abgrabschen«. Wie 68er, die noch bis ins hohe Alter ganz selbstverständlich Bücher klauten, solange das Buchgeschäft nur groß genug war. »Gehn wir mal einklaufen, wa?«

Für einen Moment gefiel mir die finnische CD von S. wieder. Ich hörte sie in der Nacht, als ich nicht schlafen konnte; sie lief im Nebenzimmer noch weiter. Später träumte ich von C. Eigentlich sah ich ihn in meinem Traum gar nicht, nur diese Seite mit meinen Szenen, und ich wusste nicht, ob sie mir gut gelungen waren, aber eigentlich freute ich mich, vielleicht auch darüber, dass C. wieder da war. Und eigentlich kann ich diese Liekki-CD doch nicht ertragen.

Mittwoch, 7.6.06

Auf dem Weg ins Yorck sah der Abendhimmel fantastisch aus, blitzblankgeputzte Violett- und Blautöne. Eine Frau, vielleicht dreißig, die mir irgendwie kumpelhaft

vertraut vorkam, also sympathisch war, ein paar glitzernde Sternchen unter die Augen geschminkt, drückte mir an der Kreuzung zum Mehringdamm eine Werbung für die Table-Dance-Bar mit Tutti-Frutti-Show in die Hand. Ich ging über die Straße. Auf der anderen Seite standen auch zwei – ein leicht prollig wirkender Mann, eine von den Frauen, die man dann sehen könnte, wenn … –, denen ich sagen konnte, dass ich eben schon einen Zettel ihrer Kollegin angenommen hatte.
Ich erinnerte mich daran, wie ich vor zwei, drei Jahren, eigentlich entschlossen, A. zu besuchen, dann doch wieder abgedreht war. Und als ich ihm von dem Buch erzählt hatte, das ich meinte schreiben zu müssen, hatte er gesagt, ja gut, da würde ich ja jetzt auch schon immer dran arbeiten, und ich hatte gesagt, seit fünfundzwanzig Jahren?, und er, dass es nun ja eigentlich schon viel zu spät sei; dass man nun doch schon viel zu viel erlebt habe, um noch anfangen zu können. Ich beneidete ihn um die Eleganz, mit der er sein Jackett trug. Sein Gesicht wirkte viel gesünder als das letzte Mal.

Pollen fliegen in der Luft, ich sehe sie von meinem Zimmer aus tanzen oder wenn ich an M.s Fenster rauchend stehe und hinunterschaue. Sie sehen so aus wie dieser unglaublich feine Schnee, der in Helsinki durch die Luft wirbelte. Über den Pestpark, in der Nähe von S.s Wohnung. Kürzlich habe man dort die Pesttoten umgebettet. Die Angestellten, die das gemacht hatten, hätten Masken getragen.

Donnerstag, 8.6.06

Der Tag fühlte sich fürchterlich an. Infiziert von diesem
58 | Gefühl, nicht zu wissen, was man tun soll. Alles fühlte sich so falsch an, dass es einem dauernd irgendwie das Herz zerriss. Es war mir unerträglich auf eine Weise, die sich gerade noch ertragen ließ und deshalb vielleicht umso unerträglicher war. Schleichende Paranoia im Durchgangszimmer, das zu groß war, um nichts mit ihm anzufangen, in dem man x verschiedene Möglichkeiten in den unterschiedlichen Lebensstimmungen der letzten zweieinhalb Jahre ausprobiert hatte, mal war es ein Wohn-, dann wieder ein Arbeitszimmer, manchmal auch beides. Und alles war falsch.

Egal.

Das andere Zimmer fühlte sich manchmal gut an, aber man misstraute diesem Gefühl. Oder man ließ dies Zimmer eine Weile in sich ruhen, sich erholen, und als man sich wieder reinsetzte, mochte man es wieder, vertraute ihm aber nicht wirklich.

Samstag, 10.6.06

Sie sei nun in Breklum. Das Essen sei gut. Wie in einem schönen Hotel.

Traurig.

25821 Breklum.

25.8.: mein Geburtstag.

Hab acht!

21? 12.

Glaubst du daran?

Nicht wirklich.

Aber es sind irgendwie ordnende Dinge.

Ich gucke alle WM-Spiele, aber ohne rechte Freude. Manche fragen sich, als wären sie kleine Kinder, ob man für Deutschland sein dürfe. Man selber wäre viel lieber Bürger eines kleineren Landes. »Polska gola!«, klingt sehr melodisch, oder »nie ma i nie będzie«, das man singt, wenn der Gegner übermächtig scheint und anrennt gegen das heldenhaft verteidigte Tor. Dies schüchtern Triumphale gefällt mir eigentlich am besten, wie gerne würde ich es mitsingen gegen die Unsrigen, mit denen ich mich zwar prinzipiell, aber nicht wirklich identifizieren kann. Warum soll ich denn auch noch für den Besseren sein, wenn ers eh schon ist. Aber irgendwie, obwohl, allerdings.

Dienstag, 13.6.06

K. erzählte, wie er mit P. in Schottland gewesen war. Sie hätten dort ein Testspiel von Südkorea gegen Ghana gesehen. Bis zur Halbzeitpause habe P. nicht gewusst, für wen er sein soll. Dann habe er sich für die feinen Südkoreaner und gegen die wegen ihrer trommelnden Fans etwas furchteinflößenden Afrikaner entschieden. Die Südkoreaner hätten 3:0 verloren. Nach dem Spiel habe P. eine Stunde lang geheult.

Wenn der Ball in die Reihen der Zuschauer fliegt, darf ihn der, der ihn kriegt, behalten.

Mit siebzehn hatte Ronaldo das erste Mal für Portugal gespielt. Deshalb trägt er die Nummer 17.

Stunden verbringt man in den Vorformen des Wirklichen, die man stets so gestaltet, wie das Wirkliche nicht sein wird. Beim Tippspiel. Beim Fußballaktienspiel. Wenn man draußen guckt, unter Menschen, hat man keine Chance.

Ich hatte ganz viele Japan-Aktien. Vor dem Spiel standen sie bei 8 % Gewinn. Solange die Japaner 1:0 gegen Australien führten, werden die Aktien noch besser gestanden haben. Dann das 1:1, das 1:2, das 1:3. Im Osteria-Zelt konnte ich nicht darauf reagieren, und eigentlich war ich so unglücklich, dass es mir schon völlig egal war. Zu Hause im Computer dann ein Kursverlust von 10 %.

Der Erste hatte sein Anfangskapital vervierzigfacht.
Eine Weile hatte ich fast 10 % Gewinn.
Dann war der schöne Gewinn wieder weg.

Donnerstag, 15.6.06
Pfefferberg:
Die englischen Fans sangen – fast schüchtern – für England nach der Melodie von Jonathan Richman & The Modern Lovers' *New England*: »Dum-de-dum-de-dum-de-dum-day – we love England.«

Freitag, 16.6.06
»Wegen des herabstürzenden Hagelregens musste die Übertragung der Spiele für eine Weile unterbrochen werden.« (*Radio Eins*)

Im Grunde genommen weiß ich nicht, ob ich tatsächlich dort, in der letzten Ecke der Wohnung, wie ein Hund, am besten schlafen kann. Wenn ich hier bin, wieder aufgestanden, ein Bier im Sarong, denke ich, dass ich hier, und nicht dort, am besten schlafen könnte, und wenn ich dort bin, weiß ich es auch nicht. Manchmal stehe ich auf, wenn ich nicht einschlafen kann, manchmal bleibe ich liegen.

Samstag, 17.6.06

Letztes Tischtennis im Oktoberdruck mit dem lachenden Peter. Wir nannten ihn immer den lachenden Peter, um ihn von dem anderen Peter zu unterscheiden, der seltener lachte. Acht Jahre hatten wir miteinander Tischtennis gespielt. Vielleicht sogar länger. Jeden Samstagnachmittag an der Platte im Aufenthaltsraum der Firma, in der E. arbeitete. Der Kern unserer Gruppe war mal ein Handwerkerkollektiv gewesen, und der eine war mal der WG-Genosse des anderen gewesen. So war ich auch dazugekommen. Während wir spielten, hatten wir immer die Bundesliga im Radio laut gestellt, gekifft und Kaffee getrunken. Anfangs waren wir zu acht gewesen. Dann waren wir weniger geworden. Der eine war nach Bayern gegangen, der andere nach Köln, der Nächste hatte sich irgendwann nicht mehr blicken lassen. Weil er gemerkt hatte, dass sein Stern so tischtennisranglistenmäßig am Sinken war, weil er plötzlich eine seriöse Freundin hatte. Wer weiß das schon so genau. Niemand kann ja in den Kopf eines anderen blicken. Und vielleicht war ihm das alles auch irgendwann einfach zu viel geworden, war es ihm zu anstrengend geworden, mit zu vielen verbunden zu sein. Und dann hat te sich das so ergeben: Er war einmal nicht gekommen. Dann ein zweites Mal. Dann war das Verpflichtungsgefühl kleiner geworden, und irgendwann hatte er den Tischtennistermin ganz drangegeben. Manchmal dachte er noch leicht melancholisch daran, manchmal erwägte er sogar, vielleicht doch wieder zu kommen. So gingen die Jahre vorbei. Acht Jahre vielleicht. Dann ging auch der vierte unserer Gruppe zurück nach Bayern. Die Eltern waren nun schon alt geworden, und er sagte, er wolle ihnen das zurückgeben, was sie ihm gegeben hatten.

Montag, 19.6.06

M. und H. hatten auf der Bank bei der Platte gesessen. Nachdem es so wahnsinnig heiß gewesen war, war es ja plötzlich kälter geworden, und ich hatte draußen vor dem Heinz Minki, nachdem ich mein Rad abgeschlossen hatte, meinen Anorak aus der Berlinale-Tasche genommen und ihn angezogen. Der lachende Peter hatte gefragt, ob ich ihm den nachher nicht leihen könnte. Ich hatte erst nicht verstanden, dass er das ganz ernst gemeint hatte, dass ihm wirklich kalt war, und es später dann wieder vergessen.

Dann guckten wir Tschechien gegen Ghana. Ein Mann ging vorbei. Er hatte eine Narbe am Handgelenk, die vielleicht von einer Rasierklinge kam, vielleicht auch von einem Messer.

M. sagte, klar habe er früher auch geraucht. Aber jetzt schon lange nicht mehr. Damals habe er einen Freund gehabt. Der habe auch immer gekifft. Und so kiffte man dann ja auch ganz automatisch mit. Inzwischen könne er den Geruch schon nicht mehr ausstehen. Er schaute ein bisschen enttäuscht, als ich den Joint, den J. mir gab, nicht ablehnte.

Ich sagte, es gäbe ja viele, die große Unterschiede zwischen Gras und Hasch machten, die sagten, Hasch mache wahnsinnig, während Gras prima sei.

Er sagte, dass man ja auch nie wisse, was da so drin sei; die Leute täten da ja alles Mögliche rein. Jemand habe immer Heroin daraufgetropft.

So ein Quatsch.

Die toten Bäume in der Mittenwalder Straße. Und wie ich meinen kleinen Baum dazu gestellt hatte. Und wie er nach ein paar Tagen dann weg war. Aber ich glaube, er war schon tot gewesen, als ich ihn da hingestellt hatte.

Tunesien – Spanien
Es ist den ganzen Tag über schwül gewesen,
und das ist die Quittung dafür.

Dienstag, 20.6.06

Das Fußball-Börsen-Spiel der Dresdner Bank. Mitspieler werben und spannenden Spielspaß gewinnen! »Werben Sie neue Spieler und gewinnen Sie die Sonderedition des Brettspielklassikers Monopoly FIFA WM 2006™!«

Wie viel Zeit verschwendet man doch so. Hypnotisiert von Zahlen; weil es Zahlen sind und man bei Zahlen immer das Gefühl hat, etwas würde wachsen; man würde mehr werden als Besitzer der Zahlen.

Montag, 2.10.06

Alles hatte vor einer Woche begonnen. Ich saß am Schreibtisch, als sich plötzlich am Boden, am Rande meines Gesichtsfelds, etwas bewegte. Zwischen Kabeln und Mehrfachsteckdosen sah ich ihren Schwanz vorbeihuschen, und in dem Moment, als ich meinen Blick scharfstellte, war nichts mehr da. Leicht schockiert war ich mir nicht sicher, ob das, was ich gesehen hatte, der Wirklichkeit entsprach. Möglicherweise hatte ich eins der Kabel auf dem Boden für den Schwanz eines Tieres gehalten und das, was ich für seinen Körper gehalten hatte, war vielleicht nur eine Dreiersteckdose, die sich bewegt hatte, weil es auf dem Boden gerade windig gewesen war. So ganz konnte ich an diesem Tag meiner Wahrnehmung ohnehin nicht trauen: Tags zuvor hatte ich Geburtstag gehabt. Ich fühlte mich immer noch benebelt. Zu angegriffen, um der Sache auf den Grund gehen zu wollen.

In den folgenden Tagen mehrten sich die Zeichen, dass ich nicht mehr alleine wohnte. Am Morgen war im Bad eine Zeitung zerschnipselt, im Klo war kein Wasser mehr, und am Fuß des Türrahmens lagen viele kleine Späne. Nun ja – da hatte jemand Zeitungspapier geschnipselt, während er gelangweilt auf dem Klo saß. Aber hatte ich denn überhaupt Besuch gehabt? – Egal! Und die Späne? – Nun ja. Das Haus ist ja nun auch schon hundertzehn Jahre alt, und niemand weiß, wie die seltsamen Stoffwechselprozesse in so einem alten Ding funktionieren beziehungsweise eben nicht funktionieren und in ihrem Nichtfunktionieren dann irgendwie doch wieder funktionieren. Junge Häuser fressen alles weg und verdauen prima; bei alten Häusern funktioniert das nicht mehr ganz so gut.

Interessiert beobachtete ein Teil von mir den anderen bei der Verdrängung. Das eine Ich vermutete, dass eine Hausmaus in meine Wohnung gezogen war: Sie hatte am Türrahmen der Badezimmertür geknabbert, das Wasser im Klo ausgetrunken, von den Zeitungen gegessen. Das andere Ich wollte das alles nicht wahrhaben. Was nicht sein durfte, konnte auch nicht sein. Oder nur ein bisschen. Dies Bisschen wurde mehr, als ich Versammlungen kleiner schwarzer Mäusekötel an verschiedenen Stellen der Wohnung fand. »Interessant, interessant«, dachte ein Teil von mir, während der andere nervös Einschlafzeiten nach hinten verschob und abends die Alkoholdosen erhöhte.

Manchmal, wenn ich nicht schlafen konnte gegen Morgen, dachte ich am Schreibtisch des Arbeitszimmers über die Organisation meines sogenannten Schlafzimmers nach. Alles schien unvernünftig. So, wie die Matratze auf dem

Boden lag, machte sie das Zimmer kaputt. Ich schlief ja wie ein Hund in der äußersten Ecke der Wohnung. Ich kam mir verwahrlost vor. Verwahrlosung ist ein Zustand nicht des Mangels, sondern zu großer Fülle, die man nicht geordnet kriegt. Der Messie leidet nicht daran, dass er zu wenig, sondern dass er zu viel hat und diese Vielheiten nicht mehr ordnen kann.

Gilles Deleuze fand Ratten prima. Ihre Meute sei ein Rhizom, und auch ihr Bau »in all seinen Funktionen rhizomorph« (Deleuze/Guattari: *Tausend Plateaus*, 1992). In *Tausend Plateaus* gibt es den schönen, gern zitierten Satz: »Wenn Ratten übereinander hinweghuschen« (ebd.). Wenn Ratten übereinander hinweghuschen, rennt der objektivierende Forscherblick davon.

Ich spürte die Anwesenheit des Tieres, das ich nur als Huschen zwischen Kabeln und Steckdosen gesehen hatte. Seine Anwesenheit putschte mich auf. Es hatte Angst, war hungrig und fühlte sich sicher auch allein. Immer später ging ich ins Bett. Und als ich im Bett war, schlief ich nur sehr leicht, und irgendwann weckte mich etwas auf. Ich drehte mich hin und her, machte halbherzige Versuche, wieder einzuschlafen. Hörte irgendwann ein Tipsen und Tapsen in der Küche, im Flur. Ich versuchte mich auf die Geräusche zu konzentrieren und meinte, die Gegenwart der Maus genau zu spüren. Die Füße eines Einbrechers hätten mehr Krach gemacht. Ich überlegte: Hatte ich die Badezimmertür zugemacht? Ich horchte in das Hinterhof- und Wohnungsdunkel. Leider waren meine Zigaretten schon wieder alle. Nur halbherzig versuchte ich wieder einzuschlafen. Dann wieder das Tapsen und Tippeln kleiner Pfoten. Ein Glas kippte um in der Küche. Etwas raschelte. Ich stand auf. Leise zog ich mich an. Unangezo-

gen hätte ich mich nicht auf den Flur getraut. Auch wäre es unhöflich gewesen, meinem neuen Mitbewohner – ach
 was!

Vorsichtig öffnete ich die Tür einen kleinen Spalt und schaute auf den Flur. Irgendwo dahinten hielt auch die Maus den Atem an. Vielleicht hatte sie sich bewegt, oder waren es doch die Stäbchen dieses chinesischen Vorhangs zwischen meinen beiden Zimmern gewesen, die gegeneinander geschlagen hatten, weil die Fenster auf waren? Hatte ich mich nicht doch geirrt, und in Wirklichkeit war da gar niemand? Entschlossen ging ich in den Flur und schaute überall ein bisschen. Dann verließ ich die Wohnung und fuhr mit dem Rad zur Aral-Tankstelle für Zigaretten. Hallo, Wirklichkeit! Alles war wie immer.

Zurück in der Wohnung ging ich in die Küche. Auf dem Küchenbrett war frischer Mäusedreck. Es war 4:30 Uhr. Ich trank Bier und Fair-Trade-Orangensaft und lud mir tatsächlich *Insomnia* von Faithless herunter. Für die einen ist das Glas immer halb leer, für die anderen halb voll. Was für die einen eine riesige Ratte, ist für die anderen ein kleines Mäuschen. Vielleicht war es auch ein Biber oder eine Bisamratte.

Heute war jedenfalls die Hausverwalterin aus dem Urlaub zurückgekommen. Abends, nach dem Fußball, ging ich zu ihr und erzählte ihr von dem, was ich Mäuschen nannte. Sie sagte, es könne sich auch um eine Ratte handeln, und bot mir an, die Nacht in ihrer Wohnung zu schlafen. Ich war plötzlich irgendwie stolz darauf, inmitten eines interessanten Abenteuers zu stehen, und bedauerte es fast, dass der Schädlingsbekämpfer am nächsten Tag kommen wollte. Ein bisschen mulmig war mir aber doch zumute. Auch hatte ich – wie bei allem – den Eindruck, es würde irgendetwas bedeuten.

Es war schon nach Mitternacht, als ich in die Küche ging, um hier auf das Tier zu warten. Dabei wollte ich mir *Twin Peaks* auf meinem Laptop angucken. Auf den Boden hatte ich ein Schälchen mit Wasser und Brötchenkrümeln gestellt. Das sollte die Henkersmahlzeit für das Tier sein, das der Kammerjäger am nächsten Tag bestimmt erlegen würde. Wartend wurde mir immer gruseliger zumute. Hinter der Tonspur von *Twin Peaks* versteckten sich Geräusche. Nach wenigen Minuten brach ich mein Experiment ab und guckte im Bett weiter. Auf der Tonspur von *Twin Peaks* ist, glaube ich, Rattenfiepen mit drauf, um das Unheimliche zu verstärken.

Am nächsten Morgen war ich fast erleichtert, dass das Tier in der Nacht wieder am Türrahmen geknabbert hatte, dass es also frische Spuren gab, die seine Existenz bewiesen. Der Kammerjäger hatte rote Wangen und machte einen zugleich beruhigenden und kompetenten Eindruck. Als er die Spuren des Tieres sah, sagte er mehrmals: »Ach du dickes Ei!« Er erklärte, dass alles auf eine oder mehrere Ratten hindeute, berichtete, dass manche Ratten auch die Hauswand hochkletterten und dann durchs Fenster kämen, und äußerte die Vermutung, dass meine Ratte durch die Toilette gekommen sei. Dann baute er einige Fallen auf und ging wieder, um sich den Keller anzugucken, den er dann auch verminte.

Nachdem das nette Mäuschen zur Ratte geworden war, packte mich die Panik. Mit dem Mäuschen hätte ich mich befreunden können, vor der Ratte hatte ich Angst. Die Ratte würde mir in die Eier beißen, während ich auf dem Klo saß. Das Klo war das Tor zur Hölle. Deshalb kippte ich die nächsten Tage häufig hochtoxischen WC-Reiniger ins Klo. Freunde empfahlen mir, nachts immer einen Ziegelstein auf den Klodeckel zu legen.

Ich setzte auf die entängstigenden Kräfte der Aufklärung und suchte nach Ratten im Internet: 320 Millionen Ratten sollen in Deutschland leben. Etwa 7 Millionen sollen es in Berlin sein. 2004 wurden 64 000 von ihnen zu Versuchszwecken getötet. »Die Grünen forderten, die Versuche einzuschränken und durch andere Methoden zu ersetzen.« (*Berliner Kurier*, 23.11.05) Auf YouTube gibt es viele kleine Filmchen, die von – meist amerikanischen – Ratten handeln. Gewitzte benutzen »Rat Cams«, um zu gucken, was hinter dem schweren Schrank ist. Rattenfreunde haben sich in Vereinen zusammengeschlossen und freuen sich an der verschmusten Distanzlosigkeit der Tiere. Es gibt das Obdachlosentheater »Die Ratten«, das sich nach einem berühmt-berüchtigten Satz des berühmt-berüchtigten ehemaligen CDU-Fraktionsvorsitzenden Klaus-Rüdiger Landowsky benannt hatte (»Es ist nun einmal so, dass dort, wo Müll ist, Ratten sind, und dass dort, wo Verwahrlosung herrscht, Gesindel ist. Das muss in der Stadt beseitigt werden.« Rede vom 27.2.97 im Abgeordnetenhaus, *Die Woche* 14.3.97).
In der jüngeren Kulturgeschichte taucht das Ratten- bzw. Mäusemotiv häufig auf klassischen Schallplatten von David Bowie auf, und der Held des Murakami-Romans *Wilde Schafsjagd* heißt auch Ratte. Ein englischer Tierrechtsaktivist der frühen Siebziger nannte sich Dr. Ratte, wie mir Helmut Höge berichtete. Es ist unklar, ob es sich bei dem Helden der schönen Kafka-Erzählung *Der Bau* um eine Ratte handelt. Hans Falladas *Geschichte von der gebesserten Ratte* handelt in jedem Fall von einer.
Ich meinte das Rattengift riechen zu können und fand den Geruch eklig. Das Tier selber tauchte nicht mehr auf.

Freitag, 20.10.06

Es war keine wirklich gute Idee gewesen, diese zwei Buchsbaumheckenpflanzen auf dem Türkenmarkt zu kaufen. Ich hatte sie ganz automatisch gekauft, wohl, weil sie mich an meine Kindheit erinnerten. Einen Moment hatte ich gezögert, als der Händler die eine Buchsbaumpflanze nahm und sie in eine Plastiktüte steckte, während er gleichzeitig das Preis-Leistungs-Verhältnis rühmte. Ich hatte den Kaufvorgang jedoch nicht unterbrochen, obgleich mir klar gewesen war, dass ich mit der Pflanze letztlich doch nichts würde anfangen können. Dass ich sie wie ein ungeliebtes Möbelstück doch nur von hier nach da tragen, dass sie schließlich in einer Ecke, in der sie nicht störte, enden würde.

Schon als ich sie kaufte, war mir eigentlich klar, dass die diffuse Vorstellung, die mich zum Kauf trieb, völlig blödsinnig war. In Gedanken an das Zuhause, das mit dem Tod meines Vaters nun weg war, hatte ich von einer Art Buchsbaumhecke im Blumenkasten vor dem Fenster geträumt, die langsam, aber stetig wachsen und mir den Blick auf dies hässliche Haus auf der anderen Seite der Straße ersparen würde. Der Wunsch war gewesen, beim Schreiben manchmal auf die vielen schönen Sonnenstrahlen gucken zu können, wie sie durch diese supersinnvolle Hecke fallen würden. So konkret war die Vorstellung natürlich nicht, eher eine verkitschte Ahnungsandeutung, die die tatsächlichen Gegebenheiten nicht berücksichtigte.

In Wirklichkeit war es dann so, dass ich eine der Pflanzen in den Blumenkasten setzte, sie nach zwei Wochen wieder herausnahm, um sie durch eine buntere zu ersetzen. Ich stelle die eine dahin, die andere dorthin, und danach kam die Nachricht, dass das Haus eingerüstet werden würde, was einem Todesurteil für all meine Pflanzen gleichkam.

Dienstag, 20.2.07

 Als wir kurz vor Weihnachten in der Wilden Renate über das Rauchverbot gesprochen hatten, war es ihr noch egal gewesen. Nun war sie ganz enttäuscht, als sie in ihr ehemaliges Lieblingscafé ging und dort nicht mehr rauchen konnte. Als Raucherin fühlte sie sich nun ausgegrenzt, abgelehnt, auf eine physische Art. Sie meinte, gehässig bedauernde Blicke in ihrem Rücken zu spüren. Es habe nach Kinderkotze gestunken, nach Schweiß und nach Mensch. Wie ein Hund musste sie nun vor die Tür, wenn sie rauchen wollte.

Samstag, 24.2.07

Eigentlich hatte ich es blöde gefunden, dass S. in dieser Kreuzberger Karaokebar feiern wollte. Als Kind hatte ich mich immer versteckt, wenn ich vorsingen sollte. Später hatte ich es schlimm gefunden, wenn die anderen am Ende irgendwelcher Partys plötzlich anfingen, das *Moorsoldatenlied*, Bob Dylan oder Ton Steine Scherben zu singen, und sich dabei mit feuchten Augen anguckten. Andererseits sollte man sich vielleicht ab einem bestimmten Alter von den Ressentiments früherer Jahre emanzipieren.

»The more you drink, the better you sing«, stand auf einem Schild in der Bar, und man bekam ein Bier extra dazu, wenn man ein anderes bestellte. Die Karaokeséparées waren im Keller. Die Geburtstagsgesellschaft sang gerade *Major Tom* von Peter Schilling, als ich kam. Als das Lied zu Ende war, machte ich unerschrocken mit, weil es doch die Geburtstagsfeier von S. war. Alle suchten sich ihre Lieblingslieder aus zwei großen Katalogen raus. Jemand sang ganz allein ein kompliziertes Rap-Stück. In der

Aufführung des alten Raverfreundes kriegte Jim Morrisons *The End* logischerweise etwas Parodistisches. Und *Paranoid* laut zu singen war super!
Am schönsten waren gut durchrhythmisierte Texte wie *Under Pressure* oder Superhits mit pathetischen Identitätszeilen (»I›m her two-penny prince«) und Endlos-Lalas wie *Hot Love*. Zwischendurch standen wir rauchend vor unserem Séparée und sangen *Mrs. Robinson*, das gerade in einem anderen Séparée bei offener Tür lief. Die schlossen dann die Tür, und als sich bei diesen jungen Leuten eine Sexorgie andeutete, guckten wir schnell weg, gingen beschämt zurück und sangen *A Horse with no Name*.

Montag, 16.4.07

Langsam, leicht, so ganz allmählich wurde das Licht hochgedimmt. Am Morgen, wenn ich mich gegen neun an den Schreibtisch setzte, begann die Sonne die Dachgeschosswohnungen des Hauses schräg gegenüber zu berühren. Ich schaute der Sonne zu, wie sie sich ganz langsam an den hässlichen Wänden entlangtastete. Manchmal konnte ich Sonnenstrahlen sehen, die von zwei Fenstern dort drüben reflektiert wurden und in mein Zimmer fielen, in dem ich zwischen zwei Fenstern saß.
Ich hatte wieder versucht, meine Schreibtischsituation irgendwie zu verbessern, und saß dort in der Erwartung, nun ruhiger arbeiten zu können. Doch eigentlich war es zu hell; verglichen mit dem Licht von draußen war der Monitor zu dunkel, das Licht hinter meinen Buchstaben nicht hell genug. Ich probierte unterschiedliche Fonts in unterschiedlichen Schreibprogrammen, lief in die Küche, gab irgendwelchen Pflanzen Wasser, und als die Sonne mit

dem Haus auf der anderen Straßenseite fertig war, wurde es langsam wieder dunkler. Diese Zeit, in der die Sonne direkt auf die Straße fiel, weder mein Haus noch das Haus auf der anderen Straßenseite berührte, schien endlos, auch wenn es vielleicht nur drei Stunden waren. Ab zwei schien die Sonne, erst schräg und dann mehr, in mein Zimmer. Gegen vier erreichte sie mein Gesicht, blieb dort ein paar Minuten und verschwand dann wieder im späten Nachmittag.

So vergingen die Tage; rauchend starrte ich auf meinen Bildschirm und manchmal hinaus. Die Tage, an denen die Sonne nicht schien, an denen es bewölkt und vor allem halbwegs gleichbleibend hell war, gefielen mir besser.

Donnerstag, 3.5.07

Eigentlich hatte ich H. besuchen wollen. Am Abend zuvor war ich an seiner Tür vorbeigegangen. Ich hatte kurz innegehalten, gelauscht, vielleicht etwas gehört, ich war mir nicht sicher. Ich hatte mich nicht getraut zu klopfen und war weitergegangen. In meine Wohnung. Und hatte mir vorgenommen, ihn heute zu besuchen. Dann war es später geworden; schließlich Abend. Ich hatte in meinem Zimmer gesessen, geschrieben. Dann hatte A. angerufen, ob ich Zeit hätte. Wir hatten uns ein paar Monate nicht gesehen. Ich hatte gezögert und dann ja gesagt. Er war gekommen.

Er sagte kein Wort, als ich von H. erzählte, von seinem Krebs, in der Wohnung, zwei Stockwerke unter meiner. Er wusste nicht, wer H. war.

Freitag, 4.5.07
Am Nachmittag am Hermannplatz hatte ich dies schöne ägyptische Backgammonspiel gekauft; am Abend wollten wir es einweihen. A. kam vorbei, setzte sich aufs Sofa und drehte einen Joint. Immer wenn wir uns sehen, spielen wir Backgammon und kiffen. Manche sagen bestimmt: Was anderes fällt denen auch nicht ein, als Backgammon zu spielen mit Kiffen – ohne Kiffen und Backgammon können die nichts miteinander anfangen. Man könnte es aber auch umgekehrt sehen: Bekifft ist man zusammen in dem Raum, den das Spiel geöffnet hat. Die Außenwände des Raumes verhindern das sinnlose Wegdriften.
Manche Kulturwissenschaftler behaupten, es gebe einen Zusammenhang zwischen den Rauschpräferenzen einer Gesellschaft und ihrer jeweiligen Regierungsform. In »autoritären« Gesellschaften neige man dem tendenziell introspektiven Haschgift zu, in »freiheitlichen« werde der expansive Alkohol bevorzugt. Das Spiel ist nun sozusagen eine hilfreiche autoritäre Insel innerhalb der eigenen, freischaffenden Lebensunordnung. Das Hasch ist das Chaotikum auf dieser Insel, das den begrenzten Raum des Spiels intensiviert und vermutlich auch die Würfel beeinflusst.
Eigentlich ging es uns beim bekifften Backgammonspielen immer um schöne Momente des Unwahrscheinlichen, die sich bis zu einem bestimmten Punkt des Berauschtseins zu häufen schienen: So würfelten wir zum Beispiel mehrmals hintereinander genau die Zahlen, die wir brauchten, manchmal würfelte aber auch einer ganz individuell etwa drei Päsche hintereinander. Sobald ich zu viel geraucht hatte, würfelte ich nur noch Quatsch. Darauf spekulierte A. oft.
Während wir spielten, dachte ich an H.; wie ich ihn gleich

besuchen würde und später, als mir schlecht wurde, dass das wohl auch heute nichts mehr werden würde. Ich
74 | klopfte an die Tür zum Badezimmer und rief, ich müsse jetzt kotzen. A. kam schnell raus und sagte im Gehen, seine Stimme hallte albern: »Das bildest du dir nur ein, Detlef!«

Ich taumelte ins Badezimmer. Halber Kreislaufkollaps. Ich lag auf dem Boden. Ganz vorsichtig, auf der Seite; die Wange auf den kalten Kacheln des Bads. Komplett fertig, schwach, erledigt. Aber trotzdem noch auf der Kippe. Kalter Schweiß. Irgendwelche Magensäfte stiegen hoch, ich musste würgen, aber nicht kotzen.

»Kann ich dir helfen?« A. brachte Sofakissen. »Du musst hoch liegen, wegen des Kreislaufs.«

Den Kopf auf Klopapierpaketen, unter den Füßen Sofakissen, so lag ich da. Auf dem Fußboden liegend sah das Bad völlig verwahrlost aus. Mir war furchtbar schlecht. Aber ich musste nicht kotzen.

Dienstag, 8.5.07

Nachdem wir uns vor fünfzehn Jahren getrennt hatten, hatte ich meine Jeansjacke weggeschmissen, weil ich das Gefühl hatte; das wäre zu jugendlich. Erst später fiel mir auf, dass Jeansjacken in allen Altersklassen getragen werden.

Wie angenehm sich das doch anfühlt, eine Jeansjacke anzuhaben! Was für eine tolle Erfindung Jeansjacken doch sind! Wie schön ist es doch, ein neues Kleidungsstück zu tragen!

Wie angenehm, mal wieder Geneva zu schreiben! Wie viel Zeit hatte ich in den letzten Jahren doch damit verbracht, mir eine andere Schrifttype zu suchen.

Donnerstag, 10.5.07

Z. und P. waren gerade in Hongkong gewesen. Statt Fotos zu machen, hatten sie mit ihrem Handy kleine, fünfzehn bis vierzig Sekunden lange Akustikclips gemacht, die sie uns vorspielten: »Der Flughafen in Moskau. Im Bus. In der U-Bahn.« Ein tolles Stimmengewirr. Man verstand nicht, welche Sprachen da gesprochen wurden. Es hörte sich an wie irgendein ferner Radiosender auf Kurzwelle, aber hinter dem Verrauschten wirkte es auch irgendwie klar oder so lebendig, wie ein melancholisch undeutliches Urlaubsfoto.

Montag, 14.5.07

Ich hatte ihn besuchen wollen, schon den halben Tag. Als ich von der *taz* gekommen war, vom Mittagessen, hatte ich minutenlang unschlüssig vor seiner Tür gestanden und war dann doch die vier Treppen weitergegangen in meine Wohnung. Aus dem kurz noch mal *Eight-Ball-Deluxe*-Flipper am Computer spielen waren zwei Stunden geworden. Ich schämte mich.

Dann war es doch ganz einfach und selbstverständlich, zu klopfen, sich zu ihm zu setzen. Mit H. auf dem blauen Sofa, das am Fenster stand in diesen warmen Frühlingstagen. Er sagte, er habe meinen Backgammon-Text gelesen und ihm sei schwindlig geworden dabei.

Ich sagte: »Das wollte ich nicht.«

Er war schmaler, dünner geworden. Sein Gesicht wirkte ganz vergeistigt.

Ich erzählte von dem Text, den ich über *Die Dämonen* schreiben würde, von der Serie, die wir im Blatt machen sollten – alle sollen noch einmal die Bücher lesen, die sie als Teenager am besten gefunden hatten, und darüber

schreiben. Weil es doch komisch ist, dass die meisten das verleugnen, was sie als Teenager am meisten beeindruckt
 hatte. Nie würde jemand über Hesse schreiben wollen, obwohl alle irgendwann mit größter Begeisterung den *Steppenwolf* gelesen hatten. Oder den *Papalagi*. Und ich hatte *Die Dämonen* so wahnsinnig gut gefunden, die Figur des Kiriloff, und würde mir gerade Gedanken darüber machen und Notizen.

Er erzählte von *Verney, der letzte Mensch* von Mary Shelley. Das sei das irrste Buch, das er jemals gelesen habe. Dass jemand ganz allein zurückbleibe auf der Welt. Dies Science-fictionhafte. Ich dachte an *Space Oddity*. Er sprach über die Höhlen, die in dem Buch eine Rolle spielten. Es war ein unglaublich friedlicher Nachmittag.

Wir sprachen noch ein bisschen über die englische Romantik. Ich hatte Angst, ihn zu ermüden, und ging nach zwei Stunden.

Am nächsten Tag ging ich in die AGB und lieh mir *Verney, der letzte Mensch* aus. Ein Taschenbuch von Bastei-Lübbe, alt und speckig. Einige Seiten fehlten. Jemand hatte sie herausgetrennt. Fein säuberlich mit einer Rasierklinge.

Oft las ich im Bett in der Sonne am Morgen. Manchmal steckte ich einen kleinen Haschkrümel, der von gestern übrig geblieben war, in die Zigarette.

»... und gemeinsam saßen wir wie eine Familie um meine Feuerstelle. Wir sprachen über alles mögliche, nur nicht über Dinge, die mit unseren Gefühlen zu tun hatten, und doch erriet jeder die Gedanken des anderen, und wir tauschten mit stummen Gesten tausend Mitteilungen aus, die keine Zunge hätte formulieren können.« (Mary W. Shelley, *Verney, der letzte Mensch*, 1982)

»Großer Gott! Sollte es einmal wirklich so weit kommen? Daß alle außer mir gestorben waren, daß ich allein über die Erde irren mußte?« (ebd.)

Montag, 21.5.07
Schlafen, solange es geht.
Unfähig. Stundenlang Computerflipper. *Creep Night.*
»Zerbrösel die Skelette.«
»Fang mich.«
»Tor zum Friedhof ist offen.«
»Erledige die Zombies.«
Manchmal hakte eine Taste.
Oder die Rechenmenge war zu groß.
Dann ging der Ball aus.
Nach fünf Stunden zerbrach ich die CD mit dem Spiel.
Alles das Gleiche. Immer schon. Den Ball gegen die Wand schießen. Immer wieder.

Mittwoch, 23.5.07
Ich habe Angst.

Er war nicht mehr ganz so totenbleich wie gestern. Es hatte ihm große Anstrengung bereitet, die paar Meter von der Küche bis zur Tür zu kommen. Er stöhnte dabei, kippte fast um, nachdem er die Tür geöffnet hatte. Ich stützte ihn, mir tat die Berührung wohl. Für einen Moment. Dann bat er wieder darum, alleine zu gehen.
Kurzes Gespräch, andeutungsweise, über die Möglichkeit des Selbstmordes. In der Schweiz. Ein Freund habe gesagt, das sei jetzt doch noch viel zu früh. Vieles laufe doch auch

viel besser als erwartet. Er konnte das nicht nachvollziehen, alles war seit Ostern nur noch bergab gegangen.

 Als T. kam, ging ich.

Ich sagte: »Ich guck mal Fußball.«

Er sagte: »Ich kann mich sowieso nicht konzentrieren.«

Sonntag, 27.5.07, Pfingsten

Karneval der Kulturen.

Haferflocken mit Haschbutter, Zucker, Äpfeln und Bananen.

Unterschiedliche Stadien.

Die Wagen mit elektronischer Musik oder Dancehall, harten Breakbeats.

Die schwule, anfangs enthusiastische Party bei den Telefonanbietern.

Kids want techno.

Berlin wasted youth.

Als er sah, wie wir begeistert
alles fotografierten,
fragte der indische Tänzer im rosa T-Shirt,
ob wir ihn fotografieren könnten.
Unsere Speicherkarten waren aber voll.

Wir gingen zum Karneval der Kulturen, wie wir immer zum Karneval der Kulturen gegangen waren. Nur dass es mit den Jahren immer später wurde. Weil ich der Einzige war, der in dieser Kreuzberger Gegend wohnte, war meine Wohnung die Homebase. Und weil die Freunde so spät kamen, war ich allein auf Keksen, ich hatte keine Lust mehr gehabt, damit zu warten. Weil die Freunde wollten, dass ich Kekse backe, hatte ich welche gemacht. Nur die Freunde waren nicht zur Zeit erschienen. Im weichen Bett des Keksrausches ging ich durch die Straßen.

Dienstag, 29.5.07

Sie hätten ein Taxi gerufen. Es sei nicht gekommen. Die Gegend sei zu voll gewesen wegen des Karnevals. Das sei doch unmöglich, oder? Der Bäcker aber habe einen taxifahrenden Freund gehabt. Der habe ihn wieder ins Krankenhaus gefahren.

Plötzlich habe es Streit gegeben. Am Telefon habe man einander angeschrien, weil man unterschiedliche Vorstellungen davon gehabt habe, wie es weitergehen soll.

Ein anderer Freund sei in so einen Erinnerungsflash gekommen, weil er vor zehn Jahren einen Freund verloren hatte.

Was könne sie denn dafür, dass er vor zehn Jahren seinen Freund verloren hatte?

Fehlendes Vertrauen in die Ärztin.

Die Darmverschlussoperation.

H. auf Morphium.

Manchmal bewege er seinen Kopf so ganz komisch.

Manchmal sei er plötzlich unglaublich klar. Viel klarer als sie.

»Nun hör doch mal auf«, ganz entschlossen, als sie sich wieder in einen Streit mit der völlig überforderten Ärztin hineingesteigert habe.

Den halben Tag *Eight Ball Deluxe* am Computer. Als Teenager hatte ich an dem gleichen Flipper gespielt, bei Schlangen-Eddy im Hotel Stadt Hamburg.

Freitag, 1.6.07

Zuvor war alles eigentlich prima gelaufen. Zumindest technisch. Vieles, was das MacBook konnte, war ganz erstaunlich. Anderes hatte mich gestört: das kindische Design der Spiele, das lächerlich weißglänzende Gehäuse, im Breitwandformat auf einem Weiß zu schreiben, das viel zu hell war. Aber schließlich sind »Autoren« Mitte vierzig keine wichtige Zielgruppe für globalisierte Apple-Computer. Unser Verhältnis war benutzerisch. Um wirklich gute Freunde zu werden, hatten wir einfach zu viel Zeit miteinander verbracht.

Vor drei Tagen war Schluss. Die Programme erstarrten am Vormittag. Die Festplatte des MacBook war gerade neun Monate alt. Als Letztes hatte sie ein Konzert von Grateful Dead geladen, bei dem ich vor sechsundzwanzig Jahren am Fernseher eingeschlafen war. In Preetz, ein paar Tage, nachdem sich C. das Leben genommen hatte. Beim Laden hatte ich ein schlechtes Gefühl; der Rechner arbeitete hinter meinem Rücken, immer wieder musste ich hingucken. Trotzdem war der Systemzusammenbruch wie ein Schlag ins Gesicht. Natürlich hatte ich keine Sicherheitskopien. Alles, was im Kopf hätte sein sollen, war auf der kaputten Festplatte.

Stundenlang versuchte ich vergeblich, mit den Tricks des Benutzerhandbuchs die letzten neun Monate zu retten. Dann fuhr ich zu O., dem Apfelkenner, der mir im letzten Sommer zum Kauf des MacBook geraten hatte. In seiner Wohnung war die Heizung kaputt und ließ sich nicht ausschalten. Im Bücherregal stand das neue Buch von Thomas Pynchon. O. probierte die ausgefallensten Tastenkombinationen. Ich guckte ihm zu und trank dabei Apfelsaft. Er machte irgendwas, dann passierte irgendwas; was angeblich passierte, wurde konkretisiert auf dem Bildschirm. Zuzusehen war ganz schön.

Samstag, 2.6.07
Molinari & Ko.
Tagesspiegel.
Mittag.
Roma- oder Sinti-Musikanten gehen an der Kreuzung vorbei. Man hört sie schon von Weitem. Trommeln, Akkordeon, Saxophon, Klarinette. Eine kleine Tango-Melodie, die sich endlos wiederholt. Wie in *Satanstango*. Kurz rausgucken, dann wieder an den Schreibtisch. Es sind dieselben, die schon letztes Jahr oder vorletztes Jahr ihre Runden am Landwehrkanal gedreht haben. Man meint, die Ablehnung der Anwohner zu spüren.
Dann wieder Stille.
Jemand wird wohl etwas zu ihnen gesagt haben.
Dann gehts wieder los – diesmal stehen sie vor dem türkischen Gemüseladen. Es dauert nur wenige Minuten.

Sonntag, 3.6.07
S.s Geburtstag. Spargelsuppe. U. hatte Dessert mitgebracht: »Good Morning, Good Morning, Good Morning – Hallo! Ich bin die Corn-Flakes-Fee.«
K. erzählte von einem Polizeieinsatz. Ihr Sohn habe seinen Geburtstag gefeiert. Er habe mit seinem Kumpel dauernd Papierflieger aus dem Fenster geworfen. Mindestens zweihundert werden es gewesen sein. Polizei sei gekommen. In Kampfanzügen. K. habe an der Tür gestanden und wusste nun auch nicht. Ob die gedacht hätten, die Papierfliegerei

des Kindes würde auf die radikale Gesinnung der Eltern deuten, oder vielleicht auch, ein vernachlässigtes Kind ha-
82 | be so versucht, die Mitwelt auf sein Schicksal aufmerksam zu machen? Es sei jedenfalls verboten, Papierflieger aus dem Fenster zu werfen, hätten die Polizisten gesagt.
D. erzählte vom Urlaub in Schweden mit ihrer Mutter. Sie hätten sich von den Dingen ernährt, die sie draußen fanden. Vor allem von Pilzen und Beeren. Und dann, eines Abends, sei die Mutter plötzlich so fröhlich gewesen und habe gekichert: »Ihr seht ja alle so aus wie Pilze.« Tage habe die Pilzvergiftung angehalten.
K. wirkte sehr müde. Er spiele nun in einer anderen Band. Eine Tournee sei geplant. Dresden, Halle, vielleicht auch Schweiz, Österreich. Er wolle nicht als Musiker einer Kneipenband enden.
Er habe die letzten Tage kaum geschlafen. Manchmal schloss er seine Augen, wiegte seinen Kopf. Es gab Pausen, in denen ich davor zurückscheute, ihn zu fragen, ob er immer noch Heroin nahm. Z. spielte alte Musik dazu. Kinks usw.
Und J.s Vater war immer noch im Knast. Es gehe ihm ganz gut, jedenfalls besser als zuvor. Die beiden Zellennachbarn seien nette Typen. Oft spiele er mit ihnen Schach.

Montag, 4.6.07
»Sie willigt ein, indem sie jede seiner Bewegungen nachahmt.« (Komische Vögel mit blauen Füßen in einer Sendung über die Galapagos-Inseln)

Die Buchstaben auf dem Monitor sehen billig aus.

Warm und neblig schien die Abendsonne in die Bergmannstraße. Vereinzelt saßen Leute vor dem italienischen Café an der Markthalle und tranken friedlich leuchtendes Weizenbier. Ich dachte an früher und wie schön es doch wäre, auch an einem dieser Tische zu sitzen und mit der Hand ins schwarze Notizbuch zu schreiben. Ich stellte mir vor, gleich zu Karstadt zu fahren und einen Füller zu kaufen. Aber brauchte ich den wirklich? Würde sich das auch lohnen? Wäre die Anschaffung ein Fortschritt, würde sie einen weiterbringen, oder wäre es nur ein Stückchen Zucker, das man sich unverdientermaßen zugestand? Vielleicht würde ich aus Ärger darüber, mir etwas unverdient geschenkt zu haben, gar nichts Vernünftiges mehr zustande bringen, dachte ich auf dem Weg zu Karstadt, und dass die Sonne schon wieder weg sein würde, wenn ich mit dem Füller zurückkäme.

Aber vielleicht ging es gar nicht in erster Linie darum, einen Füller zu kaufen, am Tisch zu sitzen und sich so mit Vergangenem zu verbinden, sondern darum, sich zu entscheiden.

So stand ich wieder bei Karstadt bei den Schreibwaren, erzählte dem hilfsbereiten Schreibwarenverkäufer, wie ich vor Wochen versehentlich meinen schönen Lamy-Füller in der Mitte zerbrochen hatte und dass ich deshalb einen neuen Füller bräuchte. Der Mann sagte, ich solle die Teile doch mal bringen und pulte wenig später mit feinsten Werkzeugen an dem Füller herum, doch vergeblich. Er empfahl mir, den Füller über Nacht in ein Glas Wasser zu stellen, so würden sich die Verkrustungen vielleicht lösen. Und so geschah es denn auch.

Dienstag, 5.6.07

Im Winter hatten wir uns zufällig bei Kaiser's auf dem Marheinekeplatz getroffen, Samstag, als Flohmarkt war. Er hatte aufgeregt in den Plattenkisten herumgewühlt, mit einem Satz diese oder jene Platte kurz charakterisiert, dann eine Platte von Magma gekauft, mit dem langhaarigen, bärtigen Verkäufer noch Spezialwissen ausgetauscht. Dann waren wir zu Scratch Records in der Zossener Straße gegangen. Er hatte die CDs gescannt; ich hatte desorientiert herumgeguckt. Ich hatte unbedingt eine CD kaufen wollen und ihn gefragt, ob er mir etwas melancholisch Elektronisches empfehlen könne. Er hatte eine Weile nachgedacht und mir dann *The Campfire Headphase* von Boards of Canada empfohlen, die ich gleich gekauft hatte. Eine reduzierte, teils sehnsüchtige, teils supertraurige Musik, die ich nur vorsichtig hören kann.

Manchmal hörte er diese Platte, wenn ich spätabends an der Tür seiner Wohnung vorbeiging; kurz innehielt. Aber ich besuchte ihn nur sehr selten am späten Abend.

Einmal war ich um neun Uhr abends bei ihm. Er lag schon im Bett. Alles war eigentlich sehr friedlich und traurig. Er erzählte, wie er mich am frühen Morgen zurückkommen gehört hatte. Er hatte gedacht, ich sei bei Derrick May gewesen. Der nach Jahren wieder in Berlin aufgelegt hatte, wie T. in einer Ankündigung geschrieben hatte. Wo es bestimmt super gewesen war.

Es tat mir leid, dass ich nicht da gewesen war, keine glamouröse Nacht erlebt hatte, sondern nur den harten Alltag Berliner Nächte, der aber auch irgendwie prima gewesen war. Ich war ja nur bei einem eher traurigen Konzert am Boxhagener Platz gewesen. Ein schottischer Freund, der mit den Dämonen des Heroins kämpfte, hatte bei sei-

ner neuen Band Schlagzeug gespielt. Die Band war nicht wirklich gut. Zehn Zuschauer waren gekommen, von denen fünf Freunde waren. Eine italienische Freundin hatte ständig gekotzt, und wir hatten sie dann nach Hause getragen.
H. lag im Bett, und ich erzählte ihm von dieser schönen Losernacht. Nichts, das ihn hätte aufmuntern können. Es war eben das Normale, das geschah. Es war schön, ihm das zu erzählen, weil er sich das mit Interesse anhörte, knapp kommentierte, da und da nachfragte. Weil das Gespräch etwas Gemeinsames war. Es sollte ja alles weitergehen. Er sollte sich ausruhen. Damit er irgendwann irgendwie wieder auf die Beine kam.

Mittwoch, 6.6.07
»Hey – deine Schreibtischboxen haben ja schon einen ordentlichen Wumms«, sagte er so halbironisch supernett, als ich ihm irgendwas durch diese Boxen hindurch vorspielte, was ich als Musik auf meinem Computer hatte. Irgendwas von Eric Nouhan, das ich mal aus dem Netz gefischt hatte; damals noch, bei Napster. Ihm missfiel das, ohne dass er in seinem Missfallen dogmatisch gewesen wäre. Ich schämte mich nur halb, weil die Musikdateien auf meinem Computer Teil eines autodidaktischen Nachhilfeunterrichts waren.

Donnerstag, 7.6.07
Tolle Bilder von den Krawallen auf den Titelseiten; ein besonders Dramatisches mit der Schlagzeile: »Wir wollen das nicht mehr sehen.«

Montag, 11.6.07

Wir waren bis zum Café auf dem Klinikgelände gegangen, sie hatte aber nichts essen oder trinken wollen, weil sie ja kein Geld hatte.

»Mutti, hör mal. Ich kann dich doch einladen. Ich möchte dich jetzt mal einladen.«

»Nein, das geht doch nicht. Du hast doch nichts!«

Dann stand sie wieder da, im freundlichen Eingangsbereich der Station 6 b, hinter den zwei Eingangstüren; der ersten, die immer auf war, der zweiten, an der man klingeln musste. Ich sah sie schon etwas undeutlich durch zwei Glasscheiben hindurch und winkte, während ich langsam zur Ausgangspforte des Klinikgrundstückes ging. Ich winkte und schaute sie an, wie sie mir winkte; ich ging weiter, ein, zwei Schritte, schaute wieder zu ihr hin, wir winkten einander ein letztes Mal zu. Ich sah noch, wie sie, ganz leicht von der Krankenschwester gedrängt, zurückging, zum Abendessen. Und dachte an die anderen Male, als wir uns voneinander verabschiedet hatten.

Immer hatten wir einander lange zugewinkt. Nach den Weihnachtstagen, wenn ich dann wieder weggefahren war. Wir hatten uns alle Mühe gegeben, es hatte die immer gleichen wiederkehrenden Unmöglichkeiten gegeben, eine gewisse Gereiztheit manchmal am Abend, weil sie wieder stundenlang, bis in die Nacht hinein, von ihrer Flucht gesprochen hatte.

»Papa ist Frühaufsteher. Aber wir beide sind Nachteulen«, hatte sie gesagt. Und dann hatte sie in der Auffahrt gestanden, in rosa- oder blaukarierten Kitteln, einem billigen, olivfarbenen Pullover, der Mutti-Kleidung; das passte zu ihr; in den guten Kleidern hatte sie sich nie so recht wohlgefühlt.

Papa fährt mich mit dem Auto zur Bahn.
Ich gehe die Auffahrt hinunter.
Sie steht vor der Haustür.
Wir winken einander zu, bis wir uns nicht mehr sehen können.

Es war immer alles in Ordnung gewesen, wenn wir uns voneinander verabschiedet hatten. Und am Bahnhof hatte ich die Tasche aus dem Kofferraum genommen. Diese unmögliche grüne Tasche, die sie mir einmal zu Weihnachten geschenkt hatte. Ich habe sie mehr als zehn Jahre benutzt. Man sah dieser Tasche an, dass sie das Weihnachtsgeschenk einer Mutter gewesen war, die ihrem immer zu blassen, immer zu dünnen Jungen etwas Fröhliches hatte schenken wollen. Etwas, das den jungen Leuten gefiel.

Wir stehen nebeneinander, geben uns die Hand, sagen tschüss.
Winken uns noch einmal zu.
Er setzt sich ins Auto.
Noch einmal kurz winken.
Dann ist er weg.

Freitag, 22.6.07
Es war furchtbar schwül in diesen Tagen gewesen, und dann war der schöne Regen gekommen und hatte sich allmählich bis zum Abend gesteigert. Erschöpft nach der Arbeit war ich nach draußen gegangen – ein Spaziergang in der Nachbarschaft im warmen Regen; immer weiter, bis zum Südstern und wieder zurück; Regen im Gesicht und nasse Haare. Die Gedanken im Kopf zogen sich zurück.

So halb durchnässt dann und irgendwie stolz darauf im Zigarettenladen. Der kleine Sohn des Händlers legte mir

meine Sorte dahin und ich das Geld. Der Ziggy-Tabak auf dem Tresen, und ich dachte an die Che-Zigaretten, den Che-Energydrink (»The Revolution of Energy«), die Rudi-Dutschke- und die Frank-Zappa-Straße, die demnächst in Marzahn eingeweiht werden wird.

Es war Fête de la Musique. Von irgendwo in der Nähe hörte man den Krach einer Rockband, die mir nicht gefiel und die tapfer gegen den Regen ankämpfte, der immer stärker wurde. Mit dem Rad zu fahren ging gar nicht, mit der U-Bahn keine Lust, und zu Fuß bis zu den kleinen Techno-Open-Airs, die zwischen Mitte und Kreuzberg stattfanden, hatte auch keinen Sinn, weil es viel zu weit war. Die, die auf der Straße waren, lächelten einander zu im strömenden Regen, ganz superkurz.

Ich ging dann nach Hause und wartete auf das Ende des Regens. Im Fernsehen, auf Phoenix, gab es eine Guido-Knopp-Doku über die RAF. Die Terroristin, die in der entführten Landshut nach der Erstürmung durch die GSG 9 auf dem Boden lag, trug ein Che-Guevara-T-Shirt.

Mit nassem Gesicht auf dem Fahrrad.
Der neue Dynamo streikte im Regen.

Regen im Sommer am Abend ist mein Lieblingswetter, wenn man da so rumfährt; das Gesicht im nassen Wind, während man an den Regen in den Sommern der Jugend so denkt.

Von Weitem kam die Musik näher; ein kleiner Rave an der Schilling-Brücke; paar Zelte, paar Leute, die im Schlamm tanzten, sich darin wälzten, wie vor dreißig Jahren bei diesem riesigen Umsonst & Draußen-Festival in Vlotho 1978; dem Höhepunkt der westdeutschen Hippiekultur. Keine Ahnung, ob grade Gianni Vitiello oder Mary Jane auflegte.

Das Verdi-Haus.
Der Blick über die Brücke.
Am Rand, aber doch dabei.
Und nun das letzte Stück.
Wir würden ja gerne, aber das Bezirksamt in Mitte.
Die letzte Platte: *O Superman* von Laurie Anderson.

Sonntag, 1.7.07

Noch nie hatte ich den Künstler so wütend erlebt. Nachdem ihn der DJ mehrmals provozierend berührt und geschubst hatte, hatte er sich abrupt umgewandt, ihn ganz kurz am Hemd gepackt und »Das-machst-du-noch-einmal!, Fass-mich-nicht-noch-einmal-an!, Ich-kann-das-nicht ertragen« hervorgestoßen und war dann weggegangen. Für einen kurzen Moment, als der DJ ihm ein paar Schritte gefolgt war, hatte eine Schlägerei in der Luft gelegen. Aber das beruhigte sich dann.
Wenig später saß ich wieder in der äußersten Ecke der Küche am Fenster, der DJ daneben. Er erzählte mir die Geschichte von diesem Urlaub mit K. und seinem Sohn auf Korsika. Ein furchtbarer Schneesturm, beinahe wären sie gestorben. K. habe irgendwann im Zelt geheult. Dann waren sie losgegangen. Sein Sohn, den er trug, sang Lieder mit sinnlosen Worten, als sie den Berg runtergingen. Und wie lieb alle den Kleinen hatten, als das Abenteuer glücklich ausgegangen war. Was bedeutete dies Abenteuer im

Leben seines Sohnes, wie würde er sich später daran erinnern?, fragte er sich und mich.

 Dann ging es um das Bier, das wir noch holen wollten, um die Ornette-Coleman-Platte, die A. aufgelegt hatte, die er Z. schenken wollte, um unsere angemalten Schnurrbärte. J. sah wunderbar aus mit dem katerhaften Schnurrbart, den ihr Mo ins Gesicht gemalt hatte.

Irgendwie kamen wir auf Pornografie. A. brachte Allgemeinplätze, um das Gespräch am Laufen zu halten. Ich antwortete in einem leicht genervten, arroganten Ton, denn das Obszöne war lange eins meiner Fachgebiete gewesen. Er versuchte umso eifriger, seine Position zu verdeutlichen, je mehr ich signalisierte, dass mich das alles »auf diesem Niveau« nun überhaupt nicht interessierte.

Wir saßen im Backstagebereich der Party. Ständig kam jemand rein, um am Schreibtisch eine Line zu ziehen. Irgendwie kam mir das obszön vor. Die verhaltene Gier, mit der jeder zum Schreibtisch ging, um wie selbstverständlich oder eher unsicher – »Kann ich vielleicht auch mal aus dem silbernen Kästchen?« – eine Line dann zu ziehen, während ich mit S. und dem verunsicherten, langweiligen A. da herumsaß.

Keine Ahnung, wie man die Lines besser hätte organisieren können. Das Obszöne war die Öffentlichkeit. Wo Drogennehmen doch etwas Intimes sein sollte. Wo das Außen wichtig war und die Abgrenzung hiervon. Doch die Alternative wäre ja immer nur gewesen, dass der Gastgeber Leute ansprach, auswählte, fragte, ob der oder die grad Lust hätte, mit in das andere Zimmer zu gehen. Oder ins Badezimmer. Lines auf der Waschmaschine, vermischt mit Waschpulverresten. Aber das wäre auch wieder bescheuert gewesen; die innere Party in der Party. Und der

Gastgeber hätte dann ja auch immer mit müssen. Und das hätte der ja irgendwann auch nicht mehr durchgestanden.

Montag, 2.7.07
Jeder sehnt sich total danach, im Fernsehen Abenteuer zu erleben. Sich im Licht der Öffentlichkeit, beschützt von den Augen der Öffentlichkeit, im Fernsehen auszuprobieren. Mutproben im Fernsehen zu bestehen.

J.: Sie hat Traumpulver in ihrem Kopf.
Sie erzählt von einem Traum. In diesem Traum war sie im Gummibärchenland. »Ich war auch ein Gummibärchen. Und da kam so ein dicker Junge und fraß alle auf.«

Samstag, 7.7.07
B. erzählte von der Fusion. Wie unerträglich der Gestank gewesen sei nach Pisse, Sand und Bier. Sie habe mit ihrer Freundin auf dem Backstagegelände gearbeitet. »Und dann kommt einer und sagt, er sei DJ Bimmel und wolle Bier. Und ich sage: Ich bin DJ Bommel und hätte gern einen Kaffee. Woher sollte ich den denn auch kennen? Der ging dann gleich los, um sich zu beschweren. Und später kam dann einer und hätte mich beinahe vom Gelände geschmissen: Was? Du kennst Bimmel nicht?«
»Bimmel war ganz berühmt in den Neunzigern. Er hat da alles mit aufgebaut. Und oft aufgelegt mit anderen Berühmten – Eule, Gianni Vitiello, Sven Dohse und Mary Jane.«
»Und dann die Gaukler. C. ist dann immer rumgelaufen und hat ständig höhnisch und laut ›Gaukler‹ gesagt. Es

gibt ja Leute, die werden von Ecstasy auch aggressiv. Das hatte ich früher nie geglaubt. Aber die ist wirklich richtig aggressiv geworden. Und die Leute von Eve & Rave haben den Mitravern mit einer Taschenlampe ins Gesicht geleuchtet: Gehts dir gut? Kann ich dir helfen? Wir haben die ganze Zeit auf dem Boden gelegen. Manchmal hat einer versucht, eine Bewegung zu machen, nee, lieber doch noch nicht gedacht, und ist dann liegen geblieben. Und der Hammer war, als dann so eine Jugendliche ganz schüchtern zu uns kam und fragte: Entschuldigen Sie, verkaufen Sie vielleicht Drogen?«

Kreuzberger Adel.
Mit grauem Haar.
Mit dickem Bauch.
Oder ganz hager.

Freitag, 13.7.07

Die Trauer kam in Wellen, und manchmal, nachts im Bett, musste man plötzlich heulen.

Er war auffällig. Neugierig. Total mimosenhaft. Den Blick oft starr geradeaus oder auf den Boden gerichtet. Schüchtern. Er hatte Angst, große Scheu davor, etwas zu sagen, und redete ständig. Oft verstand man nicht, was er meinte. J. sagte, er habe die frühen Texte von H. total geliebt, weil sie so unverständlich gewesen seien.

Man besuchte ihn abends, und er sagte, jetzt ginge es überhaupt nicht, er müsse noch sechshundert Seiten lesen und einen Text über das Gelesene schreiben.

Die Geschichte, wie er am Computer gesessen hatte, an ir-

gendeinem Text für die laufende Produktion, Blut war ihm beim Schreiben aus der Nase gelaufen.
Und dann hatten wir im Winter darüber gesprochen, dass wir nie gelernt hatten, wie Freundschaften richtig gehen. Dass das vielleicht mit den Eltern zu tun hatte, die keine Freundschaften pflegten. Weil sie so waren, weil sie neu waren in der Gegend.
Undenkbar, dass er halbnackt am Strand gelegen hatte. Aber er hatte mal Handball gespielt. Das erzählte er immer, wenn ich ihm vom Fußball erzählte. Und Mitte der Neunziger, vor dem »Friseur«, hatten wir sogar mal eine Schneeballschlacht gemacht.
Er fand dies spontaneistische Einfach-Losschreiben, dies Beat-Generationmäßige aus dem »Leben« eher doof, dies »narzisstische« Kolumnenschreiben, die »Kolumnenpest«: »Ihr schreibt die Kolumnen; wir machen die Arbeit.«
Es hatte ihn wohl gewurmt, dass er selber als Künstler, als Musiker nicht richtig erfolgreich gewesen war. Er war kein Raver, genoss es aber, wenn man selber unterwegs gewesen war und ihm dann davon erzählte.
Wie wir uns vor Kaiser's in der Zossener Straße an einem Samstagvormittag getroffen und über V.s Buch, das wir nicht kannten, geredet hatten. Es war viel besprochen worden. Als ehemalige Literaturwissenschaftler fanden wir das Buch scheiße oder das, was wir darüber gehört hatten; wir fanden aber auch die Leute bescheuert, die schlecht über den Autor schrieben; und wie doof und überflüssig diese symbolischen Gegnerschaften waren; dass es um ganz andere Dinge gehen müsste.
Während wir das sagten, gingen uns unsere eigenen Ressentiments, unsere automatischen Hassgefühle auf den

Geist; dass man damit so viel Zeit, Energie und Kraft vergeudete, sich darüber aufzuregen. Zumal wir uns an solchen Dingen schreibend nicht beteiligten, sondern uns nur mündlich aufregten.

Diese total unergiebigen, leicht zwanghaften Gespräche mit alten Bekannten. Wir dachten, der da wird alt, der redet ja wie ein alter Mann und immer das Gleiche, wenn sich ein Freund wieder so sehr ereiferte über irgendetwas völlig Unmögliches, das er in der *taz* gelesen hatte.

Er hatte daran gelitten, dass es so furchtbar viele Idioten gerade in den Bereichen gab, die ihm selber am Herzen lagen; wie viel Mist und Schwachsinn geschrieben wurde; dass die größten Idioten leider auch die durchsetzungsstärksten, die hemmungslosesten Dummköpfe waren.

Die entschlossenen Aufsteiger, die schnell ihren Weg gingen, waren ihm eher unheimlich als unsympathisch.

Wenn er klagte, dann nicht so sehr über den allgemeinen Zustand der Welt, sondern über die konkreten Verhältnisse, in denen wir gefangen waren.

Er wusste, dass er in einer Falle steckte.

Es lag manchmal auch etwas Masochistisches, Theatralisches in der Art, wie er sich ständig so total in dem, was er für seine Pflicht hielt, verausgabte, er war völlig radikal und selbstverneinend in dieser Hingabe an das, was er meinte, was seine Arbeit war, seine Aufgabe, seine Funktion. Viele Jahre war es auf ein Müssen, einen Imperativ hinausgelaufen. Mich hatte das angekotzt.

Man hatte die Band nicht gefunden, mit der man gerne gespielt hätte.

H. hatte mir oft – halbironisch – vorgeworfen, dass ich ihn zur *taz* gebracht hatte.

Der Respekt vor Büchern war viel zu groß.

Er liebte exzentrische Menschen.

Donnerstag, 19.7.07
Unsicher standen wir auf dem Friedhof, neben der Kapelle. Einige allein, andere in Gruppen. Viele hatten sich jahrelang nicht mehr gesehen. Man begrüßte sich, winkte von Weitem; in Blicken war das, was war, und manchmal auch, fast zärtlich, die Zeit, die man hätte miteinander verbringen können.

Wie schon schien doch die Sonne.

Manche umarmten sich. Früher hatten wir es schon fast als Grenzüberschreitung empfunden, wenn einem jemand die Hand gab. K. fragte, ob ich eine Camel hätte. Wir rauchten immer Camel ohne zusammen, wenn wir einander alle paar Jahre einmal trafen.

Es war ganz still in der Kapelle. Die Zeit lief ganz langsam. Wir spürten ganz genau, wie die Zeit so langsam lief. Kleine Geräusche spielten auf der Fläche des Schweigens, Stillsitzens, Erinnerns; dies schwere Gefühl ja wirklich im Herzen; Erinnerungsbilder, die einander überlappten, ineinander übergingen.

Manche gingen nach vorne, wo die Urne stand, legten Blumen dorthin; andere hielten sich mit gesenktem Kopf an den Blumen fest, die sie mitgebracht hatten.

Ein kleines Zeichen wurde gegeben und beantwortet. Wir gingen dann hinter dem Mann, der die Urne trug, nach draußen, unter Bäumen, dann ins Freie. Ein Stau entstand vor dem Grab, löste sich wieder auf nach einer Weile; ein ungefährer Kreis bildete sich; sozusagen automatisch-natürlich. Ich schaute zu F.: Wie traurig waren unsre Augen, die für einen Moment fünfundzwanzig Jahre zurückblickten. Es war ganz still und in Gedanken eine Zeitlang.

Der Bestatter begann mit seiner Arbeit. Wir schauten ganz genau hin, wie er schaufelte. Nachdem schon etwas Erde

auf der Urne lag, trat M. vor und legte eine Kassette ins Grab. Dann setzte der Bestatter seine Arbeit fort. Wir hör-
 ten ganz genau sein Schaufeln und wie die Erde dann ins Grab fiel. Und wie er dann den einzigen Satz noch sprach, der gesagt werden musste.

Sonntagabend, 22.7.07

Das Grab war schön, so, wie es aussehen sollte. Bescheiden, schmal. T. und H. hatten schon ein paar Blümchen gepflanzt, weiße, gelbe, violette. In den Boden geschlagene Stöckchen markierten die Eckpunkte des Grabs. Drei Fingerbreit vielleicht ragten diese Besenstiele aus der Erde zwischen Brennnesseln, Gras und Farn. Es sollte keinen Grabstein geben. Das Grab sollte ein Teil der Wiese werden. Ein paar Blümchen, verschwimmende, vielleicht osmotische Grenzen mit der umgebenden Welt.

Es war später Nachmittag. Die Sonne schien schon etwas schräg auf den Friedhof. Auf die Gräber. Neben dem von H. war ein recht großes, das auch so wiesenmäßig gestaltet war. Mit gelben, weißen und blauen Feldblumen, Kräutern; manchen Farnpflanzen, deren Blätter so weich schienen wie ein Pelz. Ich zog die Brennnesseln heraus.

Später hörte ich die Kassette mit den tollen, fragilen, seltenen Sachen von Bowie und Marc Bolan, die er mir vor zwanzig Jahren aufgenommen hatte. *When I'm Five*, »Life is a Circus / It's not fair«, die alternative Aufnahme von *Quicksand*, noch trauriger als die, die dann auf *Hunky Dory* veröffentlicht wurde. Gerade weil die Hippiepose dem jungen Bowie nicht ganz liegt, wirken die Lieder so schlagerhaft und fragil. Ich kann mich an den Nachmittag noch sehr genau erinnern, an dem ich H. besucht hatte, an dem er mir diese Kassette aufgenommen hatte. Im Frühling 85 vielleicht. In seiner spartanischen Wohnung im Wedding.

Mittwoch, 1.8.07

Tausend Gedanken.
Wieder vergessen.
Man quält sich durch die Tage, ganz okay.
Die Rechtfertigung für das Schreiben ist, dass woanders Leute sind, die ähnlich sind.
Kein Interesse an Zukunft. Automatisch stellt sich die abgeschlossene Vergangenheit ein.
»Gehabt hatte« sieht wie ein trauriges Ehepaar aus.

Das Fenster am Abend.
Die Pflanzen im Blumenkasten vor dem Fenster.
Nur wenige haben hier Pflanzen vor ihre Fenster gestellt.

Samstag, 4.8.07

T.s Nagelbetten waren eingerissen wie bei mir. Wir sprachen über Löwenmäulchen. »Ich möchte nicht, dass das zu kitschig aussieht auf dem Grab. Bei diesen Blumen hatten wir immer an Monty Python gedacht.« Wenn wir in einem Blumenladen eine schöne Pflanze sahen, kauften wir sie und pflanzten sie ein.
Einen Tag vor der Beerdigung hatte neben dem Grab plötzlich eine kleine, schon etwas ältere grüne Bank gestanden. Vielleicht hatte sie der Totengräber dort hingestellt. Es war nicht so wichtig. Manchmal saßen wir auf dieser Bank und rauchten eine Zigarette. Später war die-

se Bank wieder fort. Als ich zum ersten Mal sah, dass sie nicht mehr da war, fehlte sie meinem Blick.

Aber eigentlich war es viel schöner, in der Augustsonne neben dem Grab auf dem Boden zu sitzen, die unterschiedlichen Blumen anzuschauen, seinen Gedanken nachzuhängen. Manchmal kamen auch Insekten und setzten sich auf eine Blüte.

Es war gut, dass es keinen Grabstein gab; wenn ein Grabstein mit dem Namen des Freundes dort gestanden hätte, wäre es so gewesen, als wenn das Grab einen schwarzen Anzug mit Schlips angehabt hätte.

Dienstag, 7.8.07

Eine Seite poppt auf. Sie sagt: »Achtung! Die Dateien mit dem nur für Erwachsene bestimmten Inhalt werden auf ihrem System gespeichert. Ihr privates Leben kann nicht sicher sein. Jeder kann auf diese Informationen zugreifen und Sie beeinträchtigen.« Um dies zu verhindern solle man unbedingt irgendein Programm installieren. Angeblich hatte ich 21 illegale Sexseiten besucht.

Das ist eine Lüge!

Dazu heißt es in einem weiteren Pop-up: »Achtung! Es ist gesetzlich verboten, illegale Seiten zu besuchen und die Dateien von diesen Seiten zu downloaden. Sie sollen sofort alle illegalen Informationen löschen, im Gegenfall können Sie Probleme mit dem Gesetz haben. Weitere Informationen erhalten Sie im Teil ›versteckte Dateien‹.«

Donnerstag, 9.8.07

Wir saßen auf der Dachterrasse im achten Stock und guckten von oben auf Kreuzberg hinunter. Der Ausblick war beeindruckend. In echt hatte ich so einen Ausblick nur einmal vom Dach eines Shoppingcenters in Bangkok erlebt. Aber das war noch höher gewesen. Mit viel mehr Leuten drumrum. Plötzlich hatte Berlin jedenfalls eine richtige Skyline mit vielen Türmchen auf und ab. Es fehlte eigentlich nur noch die Silhouette eines Riesenrads am rechten grünen Rand des Panoramas. Einzelne Menschen konnte man von hier aus aber nicht sehen. Außer wenn man ein Fernglas benutzte. Und mit dem Fernglas hätte man auch nur Menschen in niedriger gelegenen Terrassen sehen können.

Auf einer dieser niedrigeren Terrassen wohne Z., die für *Zitty* schreibe, sagte C., der sein Fernglas vor allem benutzte, um Nachteulen zu beobachten, deren Einflugschneise direkt über dem Haus lag.

Einerseits war ich ganz begeistert von dem Ausblick, der Stille und der schönen Küche hier oben. Andererseits war dies Herausgehobensein auch komisch; der Mangel an Ablenkung gespenstisch, dies nicht mehr Teil einer gesprächigen Straße sein, die einen sonst oft nervte, dies von oben nach unten Gucken, dies irgendwie abstrakte Verhältnis zur Stadt. Natürlich konnte man sich hier oben viel besser konzentrieren; der frühe Morgen musste der totale Hit sein, die Tage waren ein paar Stunden länger und endeten mit tollen Sonnenuntergängen. Der Einwand, eine solche Königsposition sei nur was für Lyriker und korrumpiere das Denken, bedeutete nicht viel.

»Er stand auf seines Daches Zinnen,
Er schaute mit vergnügten Sinnen
 Auf das beherrschte Samos hin.« (Friedrich Schiller, *Der Ring des Polykrates*)

Dienstag, 14.8.07, Bad Segeberg, Terrasse
Träume: der Friedhof an der Marienkirche.
Eigentlich ist es H.s Beerdigung.
H.s Beerdigung ist die Feier zum Gedächtnis an C.
V.: Mitschüler von früher.
Herr B. kommt später. Ich gehe zu ihm hin, wir geben uns die Hand.

Wieder ist es halb fünf, als ich aufwache. Ich gehe nach draußen und rauche eine Zigarette. Ich gehe in die Küche, trinke etwas Wasser, lege mich wieder schlafen, schlafe aber nur leicht. Wie Wolken ziehen Träume vorbei, ohne mich mitzunehmen. Ein warmes Gefühl zwischen Wachen und Träumen, das ich aus der Kindheit kenne.

Na, warst du jagen gewesen?
Nein, ich war nur schnell Brötchen holen gegangen.

Dann fuhr ich los, das arme Haus zu besuchen.
Sie waren so froh gewesen, als sie es endlich abgezahlt hatten.
Das arme Haus ist so allein.
Es ist doch ein freundliches Haus, oder?
Ja, es ist, glaube ich, ganz okay.
Es fühlt sich nur alleingelassen.
Es weiß ja, dass man nur kurz zu Besuch kommt.

Tannen und Birken und halblanges Gras.
Beeren und Büsche und Gräser und Blätter.
Die Rhododendren haben sich vermehrt und bilden nun einen kleinen Berg.
Eine Libelle da hinten; ganz allein; einen Augenblick steht sie in der Luft.
Ein weißer Schmetterling wird vom Wind weggeweht.

Das Licht wechselt häufig,
wenn man lange an einer Stelle sitzt.

Von Weitem die Straße.
Zwischendurch Krähen.
Wind in den Blättern.
Nachbarn hinter den Büschen.
Kinder und Frauenstimmen.

Ich kenne sie nicht, nur die Art, wie sie sprechen, eine Nachlässigkeit in der Aussprache mancher Wörter; als wenn man die Sprache hier irgendwie geringschätzte. Ihre Eltern oder Großeltern werden Flüchtlinge gewesen sein; die Widerwilligkeit, mit der sie die hiesige Sprachfärbung angenommen haben, kennzeichnet nun das örtliche Idiom auch der entschiedensten Lokalpatrioten.

Die Birke war zu groß geworden.
So wurde sie denn abgeschnitten.
Aus dem Baumstumpf wuchs dann Neues.
Dass ich hier bin, erneuert den Schmerz.

Wie K. und ich einen Tag zuvor auf der Veranda gesessen hatten. Wir hatten geraucht und unaufhörlich geredet, erst über das Haus, dann über diese Familienvergangenheiten. Tausend Hättes und Wäres. Hätten Oma und Opa einander nie kennengelernt. Wäre sie nur nicht schwanger geworden. Wären doch die Großeltern nie nach Segeberg gezogen, usw.

Von Generation zu Generation verdünnt sich der Wahnsinn.
»Ich bin so stolz darauf, dass meine Töchter normal sind.«

Mittwoch, 15.8.07
Die Blumen sind die kleinen Sehenswürdigkeiten auf dem Klinikgelände. Viel Stille meist. Gemächliche Schritte. Gedämpfte Stimmen. Viele rauchen. Manchmal einer, der alle zehn Minuten »Hilfe« ruft, weil sein schwerer Körper wieder im Rollstuhl runtergerutscht ist.

Donnerstag, 16.8.07
Das Cover der letzten Platte steht noch im Wohnzimmer, fast wie ein Abschiedsgruß. Deep Purple, *Burn*. Danach war es nicht mehr gegangen mit der Musik. »Sie habe nun zu viel Platz im Raum eingenommen, hat er gesagt«, sagte T., »und deshalb konnte er keine Musik mehr hören.«

Burn war 1974 erschienen.
Er war da elf, ich dreizehn.

Freitag, 17.8.07 und Samstag, 18.8.07, Studzionka

Die Geschichte von dem Alten, die man sich hier immer wieder erzählte, der zwei Mädchen beim Baden in der Warte beobachtet hatte, auch baden gegangen war und eines der jungen Mädchen am Busen berührt hatte. Diese Geschichte war das, was den Leuten hier von dem Mann im Gedächtnis geblieben war.

Oder die Geschichte von dem Mann, der beim Angeln starb. Angeblich, so sagte man, habe er mit Strom gefischt. Ein Kreuz an der Stelle, wo er das letzte Mal geangelt hatte, erinnerte an ihn. E. hatte mir diese Geschichte erzählt, als wir das erste Mal an der Warte spazieren gegangen waren.

Ich wollte unbedingt an diese Stelle und erinnerte sie am Samstagnachmittag daran. Ob sie nicht Lust hätte.

Dann gingen wir, nach einem halb verdösten, heißen Tag auf dem Lande. An den verunglückten Häusern vorbei; dies eine hatte sein Besitzer himmelblau angestrichen; da war er wohl gerade in einer manischen Phase gewesen. Jedenfalls hatte er seine Renovierung dann plötzlich unterbrochen.

Ein Fachwerkhaus war eingemauert worden. Es habe dem Besitzer nicht mehr gefallen, erzählte K. Wahrscheinlich sei es auch schadhaft gewesen. Jedenfalls hatte der Besitzer das Fachwerk mit hässlichen Steinen verkleidet. Irgendwann hatte ihn die Lust verlassen, das zu vollenden. Das ganze Haus war nun unverputzt. Gestrichen natürlich auch nicht.

Ein kleiner Fehler in der Renovierung des eigenen Hauses war aber vielleicht auch notwendig gewesen, als Zeichen der Solidarität an die anderen Dorfbewohner. Die Männer tranken hier viel.

So viele Häuser, deren Besitzer voller Enthusiasmus mit größeren Renovierungen angefangen und irgendwann
 dann völlig den Mut verloren hatten, sich daran gewöhnt hatten. Das Leben war weitergegangen.

Holz wurde mit Plastik verkleidet. Genau wie Anfang der Neunziger in der DDR.

Besonders in Mode waren gerade auch geschmacklose Säulen vor der Haustür.

Ich machte ein Foto von diesem kleinen Kreuz am Flussrand. Ein kleiner, kräftiger Mann, der dort angelte, rief zu K. hin (nachdem ich mich schon abgewendet hatte), was es denn da so Sensationelles gebe, dass man es unbedingt fotografieren müsse, und dass der Mann, an den das Kreuz erinnerte, in seinen Armen gestorben sei.

Restaurant Hubertus.

Brotsuppe.

Alle tranken.

Das vorherrschende Gefühl auf dem Dorf war Neid.

Der Fall des antisemitischen Priesters, der beim Klauen von Steinen erwischt worden war.

Dann war auch noch sein Verhältnis mit einem jungen Mädchen aufgeflogen. Die Komplikationen.

Die und die hätten ihm also erzählt, seine Gäste seien in ihrem Garten gewesen, hätten ihn verwüstet und anderen Unsinn. Der Schaden sei so und so hoch.

Deshalb mussten die angeblichen Verbreiter des Gerüchtes aufgesucht werden, um sie zur Rede zu stellen. Ich wartete mit Guapka, dem Hofhund, am Zaun, während E. und K. verhandelten. Man hörte sie kaum. Waren die Worte lauter geworden? Stritten sie? Jaulte und bellte und riss der Hund an der Leine, weil er ihnen zu Hilfe eilen wollte?

Die Warte am Abend. Die Wiesen am Fluss.
Mit Lehm waren die Wände des Zimmers gestrichen.
Ich las Garri Kasparow – *Strategie und die Kunst zu leben.*

Freitag, 24.8.07
Besuch von J. Als sie klein war, hatte sie nur in Sätzen gesprochen, die sie in Bilderbüchern gelesen hatte. Sie hatte eigene Worte gebildet wie »Gaga« und »Baba«. Gaga waren Zwei-, Baba Vierbeiner. »Ich finde meine Stifte nicht mehr«, hatte sie gesagt, wenn sie meinte: »Ich bin total durcheinander.«
Ergotherapie. Logopädie. Psychomotorik.

Ich reiße die Raufasertapeten von den Wänden.
Ich entkleide meine Wohnung.
Ich packe sie aus.
Zurück zum Rohbau!

Die Fenster sind weit geöffnet. Ich trinke Cola, rauche eine Zigarette. John Coltrane, *Expressions* und *Africa / Brass.*

Dienstag, 28.8.07
Geburtstag. Wir saßen im Kreis. Wie K. dann eingenickt war, wie die drei freundlichen Polizisten plötzlich an der Tür standen:
»Wer ist hier der Wohnungsinhaber?«
»Ich.«
Er guckte mich an und sagte nur: »Bässe raus und Fenster zu.«

Die Überreste der Party repräsentieren die gewesenen Anwesenheiten. Die Flaschen, die vollen Aschenbecher, Geschenkpapier auf dem Boden. Die ganzen CDs auf der Anlage. Der Tisch und die ganzen Stühle und wie sie so stehen. Die Schreibtischschublade vollgestopft mit den Dingen, die normalerweise auf dem Schreibtisch lagen. Kronkorken, leere CD-Hüllen, ein Stövchen, gebrauchte Teelichter, bronzene Geldmünzen, ein Adressenkarteikasten, den ich eigentlich nur Anfang der Neunziger benutzt hatte, Feuerzeugbenzin, Hefte, Bücher, Quittungen für irgendwas, Feuerzeuge, Kerzen, Kopfhörer, Digitalkamera, Zuckerdose, verschiedene Schlüsselbünde, Telefon, umgefallene Laptoplautsprecher, Zeitungen, Taschentücher, Fotos. Blättchen. Verschiedene Stifte. Räucherstäbchenhalter. Ein lustiges Maskottchen. Ein gelber Pfeifenreiniger. Eine Postkarte mit einem Schäfchen. CD-Box. Die Fernbedienung für den Fernseher, der im Nebenzimmer steht. Dinge, von denen ich nichts weiß, da sie unter anderen Dingen (Hefte oder Papier) verborgen sind. Eine leere Flasche Cola, eine halbvolle Flasche Rotwein.

Donnerstag, 6.9.07

6.9.7

6, 9 und 7 sehen gut nebeneinander aus.

Die 7 wirkt vielleicht etwas aufmüpfig.

Montag, 10.9.07

Ich rief M. an. Er ist Historiker, er kennt sich aus. Ob wir die RAF-Dokumentation von Stefan Aust und Helmar Büchel nicht zusammen gucken wollten? »Es ist doch viel besser, wenn du dabei bist. Da kannst du mich dann gleich auf die Lügen aufmerksam machen, denen ich als historischer Laie sonst möglicherweise auf den Leim gehen würde«, und Ähnliches sagte ich, um ihn für den Abend in meine Wohnung zu locken.

Früher war M. mal linksradikal gewesen, was immer das auch heißt. Studentisch organisiert in Frankfurt oder Gießen. Im ersten Stock des Studentenvertretungshauses hatten sie nachts das Fenster aufgemacht und für das imaginäre Volk, das da nicht stand, revolutionäre Reden gehalten. Keine Ahnung. Eigentlich sei er in der Zeit, von der der erste Teil der Dokumentation erzählt, die meiste Zeit betrunken und behascht gewesen, sagte er, und dann wohl erst ab Ende der Siebziger politisch einsatzfähiger. Er hatte aber noch seinen Abschluss gemacht, dann für die Grünen gearbeitet, Krankenhaus wegen Alkohol, und sich erst danach lange Zeit der Gesellschaft verweigert. Wie man so sagt. Seit einigen Jahren arbeitete er wieder in soziokulturellen Zusammenhängen auf ABM-Basis.

Wir guckten also. Die einzelnen Stationen, Plots, die Personen, die einschlägigen Szenen kannte man – im Grunde genommen gab es ja fast jeden Tag auf irgendeinem Kanal eine RAF-Dokumentation, und das schon seit Monaten. Vor dem Fernseher kam man sich so ähnlich vor wie ein Theaterkenner, der sich die x-te Inszenierung eines vertrauten Stoffs anguckt und sich kennerisch über Variationen freut.

Es gab ganz tolle Filmaufnahmen aus der Frühzeit des 2. Juni; wie sie da alle so stoned, entschlossen, arrogant auf dem Boden herumlümmelten. Wilde bunte Freaks aus den frühen Siebzigern. Wie Pop- oder Filmstars waren sie sich ihrer Außenwirkung bewusst und sahen gut aus. Als

Zeitzeugen berichteten Astrid Proll und Bommi Baumann sehr lebendig und anschaulich von den Frühphasen.

 In der RAF-Doku, die ich eine Woche zuvor (sie war zum zwanzigsten Jubiläum des Deutschen Herbstes gedreht worden) gesehen hatte, stand unter Horst Mahler zum Beispiel »Ex-RAF«; in dieser nur »RAF«. Heinrich Böll, Günter Wallraff, Franz Josef Strauß und der Ex-Chefredakteur der *Bild*-Zeitung Peter Boenisch, die eine Woche zuvor ausführlich vorkamen, waren diesmal gar nicht dabei. Auch Volkes Stimme, die in anderen Dokus dafür plädiert hatte, die RAFler umzubringen (»Das wäre noch viel zu wenig ...«), fehlte diesmal. Dafür gabs Sachen, die entweder neu waren oder die ich vergessen hatte; Gefängnispersonal und Richter und wie sehr Ulrike Meinhof von ihren Genossen gemobbt wurde, oder wie sie dann in einem Brief an ihre Genossen Selbstkritik übte, zugab, durch ihre Sozialisation notwendigerweise Faschistin zu sein.

Am härtesten am Ende ein Tondokument von Ulrike Meinhof, vier Tage vor ihrem Tod. Im Stammheimer Prozesssaal. In ihrer Rede beschimpft sie – sinngemäß – die Strafverfolgungsbehörden dafür, dass den Gefangenen, die ihre Position verändert hätten, keine Möglichkeit gegeben werde, dies zu erkennen zu geben. Ihnen sei nur die Wahl zwischen Verrat und Schweigen / Tod geblieben. »Und das nenne ich Folter.« Die Richter und Staatsanwälte sind so fixiert auf die »Folter«, dass sie sie mehrmals ermahnen und dann von der Sitzung ausschließen.

Als es dann um die Schleyer-Entführung ging, dachte ich kurz, jetzt ist der erste Teil garantiert gleich zu Ende; idealer Cliffhanger. Es war tatsächlich so.

Den zweiten Teil gibt es heute Abend.
Um 20:15.
Im Fernsehen.

Montag, 17.9.07
C. am Sonntagnachmittag. Suppe. Terrasse. Gespräche über H. Gespräche über die RAF. Und die Filme über die RAF. Über Boock und Baader. Dass der eine als Ex-Junkie und Ex-Heimkind angefeindet wurde, der andere von Männern nicht gemocht wurde, weil die Frauen auf ihn standen. Über die Neunziger, die Technozeit in Berlin, dass man das wichtig fand, aber auch nicht wüsste, wie man darüber schreiben könnte. Er sagte, Nancy von Bunker sei nach dem Buch, wegen des Buches vier Jahre in den Knast gekommen. Er habe das so gehört. In echt war sie 2002 zu einem Jahr und acht Monaten auf Bewährung verurteilt worden. Und zuvor hatte sie eine Ausbildung als Feng-Shui-Beraterin gemacht.

Freitag, 5.10.07
T. hatte schöne Halloweenblumen aufs Grab gestellt. Mit kürbisähnlichen, hellleuchtenden Blüten. Die rotorangenen Blumen, die ich ein paar Tage vor der Beerdigung gepflanzt hatte, blühten zurückhaltend in der Nachmittagssonne, die intensiv und wärmend schien, am Rande dunkelgrauer Wolken, die fast die Hälfte des Himmels mit einer gewissen Bedeutung bedeckten. Die gleiche Himmelskonstellation hätte in Norddeutschland oder England baldigen Regen bedeutet, oder die Wolken wären dann ganz weggegangen. Hier tat sich über zwei Stunden eigentlich kaum was am Himmel.

Ich riss ein bisschen Unkraut aus. Ich betrachtete die Blumen. Ging ein bisschen auf und ab. Setzte mich für einen Moment auf den weichen Boden vor dem Grab und guckte aus unterschiedlichen Blickwinkeln auf die Blumen. H.s Grab sah so aus wie ein kleiner französischer Garten. Die Farben waren rot, gelb, blau und orange. Nur die Sonnenblume war verkümmert. Der Sonnenblumenblütenkelch fühlte sich an wie ein Kinderkopf.
Als der Himmel da draußen plötzlich ganz rosa aussah, ging ich spazieren. Der Tag fühlte sich klar und stimmig an. Die gelbleuchtenden Schilder an der Autozubehörhalle kurz vor dem LPG-Supermarkt erinnerten mich an Finnland. Ich machte ein paar Fotos.
Ich ging durch den Supermarkt und schaute mir alles genau an. Eigentlich war ich nur hergekommen, um Schuppenshampoo von Spinnrad zu kaufen. Weil K. es erwähnt hatte, hatte ich Vertrauen zu dem Produkt und war überzeugt, die anderen Shampoos würden nichts taugen. Ich guckte ordentlich alles durch und kaufte Tomatenpaste und Bio-Chips, schaute in die leere Kantine des Bio-Supermarktes. Zweimal stieß ich versehentlich an eine rothaarige Frau mit heller Haut und Sonnensprossen. Dann ging ich wieder heim. Die Dunkelheit war herbstlich.

Samstag, 13.10.07

Wie sehr sehnte ich mich danach, einen Joint zu rauchen. Wie super wäre es, jetzt schnell einen zu rauchen. Die Kopfschmerzen würden wieder weggehen; ich würde mich definitiv lockerer fühlen. Das Bier als Hascher-satz war nicht wirklich gut, und heute Morgen hatte ich mich eigentlich furchtbar, gerädert, erledigt gefühlt, weil ich gestern nix geraucht und deshalb schlecht geschlafen hatte. Und vorgestern.

Sonntag, 14.10.07

Wir kifften in T.s höhlenhafter Wohnung, während im Fernsehen – wie immer – eine Quizsendung von Günther Jauch lief. T. hatte den neuen Fernseher im Sonderangebot bei Penny gekauft, für 199 Euro. Er war nun Mitte fünfzig, immer wach und neugierig, aber manchmal auch schon ein bisschen verstaubt.

Wir sprachen über Musik, über Gruppen, die er Anfang der Siebzigerjahre gut gefunden hatte. UFO, Sweet Smoke, Guru Guru, Ash Ra Tempel. Aphrodite's Child. Kraan. Ich kannte die Sachen sehr gut; es war die Musik, die die großen Brüder gehört hatten, als ich vierzehn war und unbedingt Hippie werden wollte. Um Hippie zu werden, um von den größeren Brüdern anerkannt zu werden, den Hippies, die in langen Mänteln in der Haschkneipe der Jugend herumstanden und rauchten, die mit ihren Freundinnen im Sommer am Marktplatz herumhingen und rauchten, die nicht aufs Gymnasium gingen und rauchten, sondern irgendeine Lehre machten, war es wichtig, ihre Musik zu hören, die dazugehörigen Sachen zu lesen. Den *Mother-Earth*-Katalog, Hermann Hesse, Kerouac, das *Tassajara Kochbuch*, *Neue Porno Comix* aus dem Volksverlag.

T. gehörte nicht nur zur Generation der imaginären großen Brüder aus der Teenagerzeit, er sah auch genauso aus wie F., ein älterer Freund von damals. Und F. ähnelte wieder Fat Freddy, dem dicken Drogenfreak aus Gilbert Sheltons Comic-Endlosserie *The Fabulous Furry Freak Brothers*. F. war ein etwas dicklicher Kumpeltyp mit heller Haut,

Sommersprossen und komischem braunen Afro. Ein stiller Typ, der immer wusste, wo es Drogen gab. Er arbeitete als Landvermesser. Wenn man ihn besuchte, packte er als Erstes immer seine kleine, metallisch glänzende Purpfeife aus. Oft saßen wir in seinem roten VW Käfer nachts vor dem Auenland in Sülfeld und rauchten erst mal einen. Ich saß auf dem Rücksitz neben K. und spürte die Wärme ihres Körpers neben mir. Wie immer rückte sie ein bisschen weg. Und F. verhandelte vorne mit diesem schwarzbärtigen Typen im Parka. Wir brauchten Trips. Zehn Mark kostete ein Trip. Für nicht weniger als fünfzehn Mark weiterzuverkaufen.

Rote Sterne.
Schwarze Mikros.

Während des Deals war es wichtig, erst mal ein Chillum zu rauchen. Oder Purpfeife. So verging die Zeit. Das Auto stand auf dem matschigen Parkplatz des Auenlands. Der Regen prasselte aufs Dach. Mir wurde schlecht; ich hielt durch. Dann gingen wir wieder rein, und ich bestellte einen Jasmintee. Vielleicht auch Kwai Flower.
»Wie immer saß T. vor dem Fernseher und guckte Woodstock«, hatte C. vor sechsundzwanzig Jahren in seinem Tagebuch über T. geschrieben, diesen in allem sehr gewissenhaften, peniblen Freund. Manche sitzen da immer noch und gucken Woodstock oder den Deutschen Herbst 1977, die Achtzigerjahre usw. Da fühlen sie sich heimisch und zu Hause. Dachte ich in T.s Höhle, während Günther Jauch im Fernsehen seine Faxen machte.

Dienstag, 16.10.07
Bei Y. am Nachmittag. Er war krank. Grippal. Wir sahen uns zum ersten Mal seit H.s Tod. Rhythm & Sound in seinem Arbeitszimmer. Er kannte Mark Ernestus und hatte lange im Kumpelnest gearbeitet. Wir hatten uns Ende der Achtziger in der *taz* kennengelernt, wo er damals als Koch gearbeitet hatte.

Wir tranken ayurvedischen Tee. Ich saß im Sessel, er im Drehstuhl vor dem Schreibtisch. Er bot mir Gras an. »Puissant« und »fort«. In einer Schachtel vielleicht zehn Sorten. Von den meisten nur minimale Mengen. Das gute Thaigras.
Ich erzählte ihm von der Beerdigung; von den letzten Begegnungen. Irgendwann das Gefühl, falsch zu erzählen, vielleicht auch, weil er mich selten unterbrach. Ich erzählte und beobachtete mich beim Erzählen in der herbstlichen Nachmittagssonne auf dem Dach des Hauses. Von den letzten Malen, die ich H. gesehen, mit ihm geredet hatte; wir hatten gewusst: Es könnte tatsächlich das letzte Mal jetzt sein, dass wir uns sehen. Und dann das: H. und ich sitzen vor dem Fernseher. Im Fernsehen verliert Schalke die Meisterschaft. Unsere Stellvertreter versagen aus Angst vor dem Sieg. Und sind deshalb ja leider auch unsere Stellvertreter.
Was bleibt ist das, was der andere berichtet.

Es war manchmal auch ein bisschen feierlich fast, oder mir war so zumute, wenn wir zusammensaßen, Fernseh guckten, über Alltägliches sprachen. Dies Gefühl von Abschied, in dem sich die Zeitwahrnehmung verlangsamt, ein Augenblick ganz schwer wird, ein Bild sich einbrennt: Wie ich mit dem kaputten Laptop die Fürbringerstraße

entlangfahre, zum Apfelspezialisten. Es ist heiß. Aus einem offenen Fenster hört man *Spiel mir das Lied vom Tod.*
 P. sieht so furchtbar traurig aus, wie sie da auf dem Balkon steht; ich schaue zu ihr hoch, winke und fahre dann zu O. O. war es nicht gelungen, den Laptop zu reparieren. Die Dinge nahmen ihren Lauf; das Rad drehte sich weiter.

Als ich erzählte, war diese Zeit wieder präsent. Manchmal schluckte Y. Ging dann noch einmal runter. Und ich ging auf dem Dach spazieren, sah auf andere Dächer; das Dach der Moschee an dem Platz, wo Bolle 1987 gebrannt hatte. Ich setzte mich auf den Dachsims, schloss die Augen, stand wieder auf, ging da- und dorthin. Landete wieder auf der Terrasse, auf der wir uns unterhalten hatten. Ich zog die Schuhe aus, setzte mich im Schneidersitz auf den Boden, schloss die Augen; Sätze formulierten sich in meinem Kopf. Das Notizbuch war da. Nur leider hatte ich meinen Füller zu Hause vergessen.

Y. kam mit zwei Gläsern Orangensaft zurück. Wir fühlten uns beide etwas befangen.

Wies bei mir so liefe?

Es würde zu weit führen, zu erzählen, er wisse ja ... Eigentlich gehe es mir gut.

Abends Fernsehen. Alleinsein. Werbung zwischendurch. »Erkennen Sie auch den neuen Leichengeruch von Lenor?«, hatte ich verstanden. Es war um den leichten Geruch gegangen.

Mittwoch, 17.10.07

Ich spielte Backgammon. Die Online-Plattform sah sehr gut aus. Viele Spieler waren verfügbar. Die Umgangssprache war Englisch. Meist sagte man »hi« und spielte das

Spiel dann so runter. Personen mit weiblichen Namen sagen häufiger »hello« als »hi«.
Oft erhöhte man ständig auf Teufel komm raus: »Double!«
»Double accepted.«
Bis 256. Und wenn man vergessen hatte, zu verdoppeln, wurde man dazu gedrängt: »Please double!«
Nur manchmal sprach man miteinander, meist nur kurz, woher man kam, was man so machte. Der eine war aus Kalifornien, die andere aus Bukarest. Sie sagte, sie arbeite in einer Shopping Mall und spiele nur so zwischendurch, und man schloss kurz die Augen, um sich das vorstellen zu können.
Ein anderer, dessen Spielbilanz beeindruckend war – von sechstausend Spielen hatte er fast viertausend gewonnen –, sagte irgendwann während des Spiels: »I'm ill«, antwortete auf Nachfragen nicht und war dann plötzlich wieder verschwunden.
Jedes Spiel war sinnvoll, denn mit jedem Spiel veränderte sich das eigene Ranking.
Eine hatte ein Bild von sich in ihr Profil gestellt. Sie war einundfünfzig und kam aus Ohio. Auf dem verschwommenen Foto saß sie in Shorts auf einem braunen, alten Sofa mit einem großen weißen Teddy auf ihrem Schoß. Um den Hals des Teddys war ein rotes Herz gebunden.
Wenn zwei Einer einen Vierer einschlossen, sah das aus wie ein Penis.
In einem Dialogfenster vor den Spieltischen unterhielt man sich vor allem auf Türkisch. Endlose türkische Textgebirge.
Man sitzt am Rand einer Unterhaltung, die man nicht versteht, die einen wie Musik umspielt. Man versteht die Fra-

gen und Ausrufe wie im echten Leben. Und findet es zu laut, wenn jemand nur in Großbuchstaben schreibt.

Montag, 29.10.07
Die Nachmittagssonne war hinter mir und schien in die Fürbringerstraße rein. Zwei kleine Mädchen saßen im Fenster der Kita Kichererbse. Ich hörte ihre hellen Stimmen schon von Weitem. Sie riefen mit ihren hellen Stimmen immer wieder »Kevin Kurányi«, als sei der Name des Schalker Mittelstürmers, dem man nachsagt, zu häufig im Abschluss zu versagen, ein schönes Wort in einem Lied. Lustig lachend riefen sie »Kevin Kurányi, Kevin Kurányi«, als ich an ihnen vorbeiging. Eins der beiden Mädchen schaute mich prüfend an und fragte: »Bist du mein Vater?« Ich sagte nein und lächelte entschuldigend.

Sonntag, 4.11.07
A. kam nun wieder öfter vorbei. Mittlerweile war er völlig kokainsüchtig geworden. Noch bevor er den Joint baute, fragte er, ob ich einen Spiegel, eine CD-Hülle, vielleicht auch ne Kachel hätte. Ich brachte ihm eine CD-Hülle von Kruder & Dorfmeister und eine weiße Kachel aus der Küche, die bei irgendwelchen Renovierungsmaßnahmen übrig geblieben war. Er entschied sich für die Kachel und legte Lines.
Seit drei Jahren hatte er Familie, Verantwortung, es gab multikulturelle Probleme in der Beziehung. Er redete sich die Dinge von der Seele, was sich da eben über eine gewisse Zeit angestaut hatte, dass seine Frau so kühl zu seinen Eltern gewesen sei, die ihrerseits doch immer so offen auf

sie zugegangen seien, dass sie ihn vorwurfsvoll angucke, wenn er – einmal in zwei Wochen – spät nach Haus komme. Dass sie bei den kleinsten Dingen anrufe und frage, ob sie etwa diese Handschuhe für vier Euro für Y. kaufen solle oder doch nicht.

Ich hörte zu. Er nahm Lines. Er sah schlecht aus.
Das hätten ihm viele in letzter Zeit gesagt. Das komme sicher daher, dass er kein Fleisch mehr esse.

Giwi Margwelaschwili. Realpersonen, die das Leben von Romanpersonen nachleben.

Ich bin eine in einem Tagebuch aufbewahrte Erinnerung.

»Sie müssen den Mut und die Kraft aufbringen, in der Grenzsituation, in der Sie sich bald schon befinden, als Ihr eigener Rettungsleser aufzutreten.« (Giwi Margwelaschwili, *Officer Pembry*, 2007)

»Das Fiktionale war von jeher immer schon so realbezogen, dass alles Reale, das keiner Fiktion entstammt, als wissenschaftlich entweder noch völlig ungeformt oder vollkommen uninteressant eingeschätzt wird.« (ebd.)

Donnerstag, 8.11.07
Beim Lesen verschwammen die Buchstaben manchmal vor meinen Augen. Ich sprach die Zischlaute nicht richtig gut und verhedderte mich manchmal darin.
Alles war so gelaufen mit K., wie ich es in Leipzig ein bisschen befürchtet hatte, nur anders. Er hatte nicht, wie ich mir vorgestellt hatte, als in Leipzig die alarmierenden SMS

von S. gekommen waren, irgendwie in der Wohnung gewütet, sondern war eben einfach an diesem Abend, nach

einem Auftritt, wieder draufgekommen. »Here are we again – the man of disaster.«

Ich wusste ja nicht, wie es war, wieder draufzukommen; von dieser Düsternis, in die er dann fiel; den körperlichen Auswirkungen, die darin bestanden, dass er kaum noch was essen konnte, unglaublich viel schiss; man ging ins Bad, wollte pissen, spülte viel und arbeitete dann mit Klopapier und der Klobürste, um diesen riesigen, obszönen Scheißhaufen, den man da unten im Wasser noch sah, wegzukriegen, weil man es unerträglich fand, das zu sehen.

Dann war es Vormittag, der Entzug hatte ihn gepackt. Er litt sehr und war nun an dem Punkt, wo er wusste, dass er in die Klinik musste, dass er sich weg- und einsperren lassen musste. Seine Stimme war eigentlich ruhig, als er mit seiner Beraterin von Drogennotdienst sprach, seinen Freund anrief, der später dann kam, um ihn zum Drogennotdienst zu fahren. Nichts von den übertriebenen Aufgeregtheiten, die ich von den Freunden kannte, die früher oft auf andren Drogen gewesen waren.

Selbstmitleid – wie stark war ich doch früher; ein Schwimmer, ein Sportler; mit sechzehn bei der Armee, später einen Kampfjet gesteuert; und als ich noch bei dem Nachrichtensender gearbeitet habe, hatte ich jeden Monat so und so viel Geld auf dem Konto. Dann kamen die Drogen, und von nun an gings bergab. Reste an Selbstironie, an denen man ihn packen konnte: »Hör auf, don't pity yourself, don't blame the drugs; you knew it before.«

Ich saß am Schreibtisch und ordnete Fotos für die Lesung nächste Woche, er saß auf dem Sofa, eingehüllt in Decken, und rauchte ununterbrochen. Er wollte pathetische Musik hören; die *Neunte* von Beethoven, das *Requiem* von Mozart usw. Wenn die Platte aus war, drehte ich sie um und machte Kräutertee. Eigentlich fühlte ich mich in seiner zurückhaltend düsteren Gegenwart ganz wohl. Seine Anwesenheit da auf dem Sofa war angenehm. Manchmal setzte ich mich zu ihm, er erzählte von Heroin, der Wärme, die den Körper durchdringe und wie das so gelaufen war, damals, in Edinburgh. »Wie in *Trainspotting*.« Und dass seine dreiundzwanzigjährige Cousine auch auf Heroin sei und dass jeder Junkie den anderen sofort erkenne; eine kleine Geste in der U-Bahn, man geht hin und fragt: »Alles klar!?«, und ob er möglicherweise was Braunes habe und wie das dann so läuft mit dem Geld. Wie überrascht er gewesen sei, als er sah, dass auch Geschäftsleute in feinen Anzügen auf H waren.

Am letzten Abend hörten wir *Abbey Road*, und als die Beatles »I need a fix cause I'm going down« sangen, stellte ich die Platte sofort wieder aus.

Am nächsten Morgen rauchten wir noch eine letzte Zigarette in der Wohnung und standen dann dort draußen in der Mittenwalder Straße. Er hatte eine Gitarre dabei und spielte den Anfang von *The Mercy Seat*. Dann kam das Auto und nahm ihn mit.

Mittwoch, 14.11.07

Marburg. S. Café Roter Stern.

Wie angenehm, mal wieder *konkret* zu lesen.

Die, die wenig Geld hatten, konnten »bleifrei« essen oder trinken. Das Essen war dann einen Euro billiger. Und die, die mehr hatten, zahlten einen Euro mehr.

Auf den Flyern für die Veranstaltung war ein Foto von H.

Leichter Schock. M. hatte im Netz ein Foto von mir gesucht. Und war auf das Bild von H. gestoßen, das ich in meinen Blog gestellt hatte. Bei Google war H.s Foto unter meinem Namen aufgelistet.

Mehrere Leser, die mich baten, eine Widmung für ihre Freundin reinzuschreiben mit dem Zusatz, sie sollten oder müssten unbedingt mehr oder weiter oder anders schreiben.

Marburg roch nach nassen Bäumen. Am Tisch wurde von der Stadt als einem Raumschiff bzw. einer Glocke gesprochen.

Gleich hielt ich wieder einen Vortrag darüber, weshalb mich dies RAF-Revival in diesem Jahr so sehr genervt hatte, gleich kam ich mir wieder sehr unhöflich vor, denn die Betreiber der Buchhandlung Roter Stern hatten gerne Veranstaltungen mit Ex-RAFlern gemacht, und M. freute sich sehr auf die Veranstaltung in der nächsten Woche mit Willi Winkler und seinem neuen Buch über die Geschichte der RAF.

Und am Ende, als wir auseinandergingen, sagte B., er fände Berlin eigentlich scheiße. Jedes Mal, wenn er in Berlin gewesen sei, sei es doof gewesen; ob in Kreuzberg oder letztes Jahr beim DFB-Pokalendspiel; in seiner Berlinabneigung hätten ihn meine Texte bestärkt und darüber hinaus dazu inspiriert, nun schnell nach Hause zu gehen und neue Berlin-Hass-Texte zu schreiben.

Frankfurt.

Nach der Lesung saßen wir am runden Tisch im Klabunt. Ein netter, so leicht hippiemäßiger Typ mit langen, weißen Haaren kaufte gleich drei Bücher. Anfang der Achtziger sei er schon bei den Grünen ausgetreten, weil die immer so rücksichtslos geraucht hätten.

Und als die Gäste gegangen waren, waren wir unter uns. Jemand stellte einen Aschenbecher auf den Tisch, und wir packten erleichtert unsere Zigaretten aus, mit denen wir zuvor schon gespielt hatten.

Mittwoch, 21.11.07
Kreuzberger Meisterschaft im Flippern. Die einzigen zwei Teilnehmerinnen nannten sich APS. Der Wirt des Café Alptraum hatte noch fünfzehn Euro aufs Preisgeld draufgelegt. Ein Hoch auf den Wirt. Eine auf australischen Wein spezialisierte Weinhandlung namens Kangaroo irgendwas hatte eine Flasche Wein spendiert. Der Captain gewann, und ich wurde Vierter.

Samstag, 24.11.07
Mehrmals in kurzen Abständen legte er Lines auf dem dunklen Glas des Sofatischs. Er fragte, ob ich etwas dagegen habe, auch wolle, klar. Alles war doch schon ziemlich fertig bei uns älteren Jugendlichen. Wir tranken Bier, rauchten dazu Hasch und zogen Lines in uns hinein.
Ich spielte schlecht. Mich verwirrte es, mit einem echten Menschen Backgammon zu spielen, nachdem ich mehr als eine Woche lang ständig Internet-Backgammon gespielt hatte. Es verwirrte mich, mit echten Würfeln zu würfeln, echte Spielsteine hin und her zu schieben, einem echten Menschen gegenüberzusitzen, der irgendwie panisch ständig Lines in sich hineinsaugte und dabei erzählte, wie toll genau dieser Stoff gerade sei; er nehme das seit zwei Wochen regelmäßig und habe bislang noch keinerlei Nachwirkungen zu spüren bekommen. Irgendwann achtete ich

nicht darauf, und er schaute mich streng, fast ärgerlich an und sagte: »Zieh niemals von dem Röhrchen des anderen.
 Merk dir das!«
Einen Tag später auf *n-tv* die Meldung, dass Kokain hinter Cannabis EU-weit nun auf Platz zwei der illegalen Drogen gelandet sei. Die Zahl der EU-Bürger, die innerhalb des vergangenen Jahres mindestens ein Mal Kokain konsumiert haben, ist demnach von 3,5 auf 4,5 Millionen gestiegen. Jeder siebte Erwachsene, also 23 Millionen, hat im gleichen Zeitraum mindestens einmal Cannabis konsumiert.

Dienstag, 4.12.07
»Der durchschnittliche niedergelassene Allgemeinmediziner wird alle zwei Jahre von einem Patienten um Sterbehilfe gebeten. Die Suizidrate der Alten ist in Deutschland zehnmal so hoch wie die der Teenager. Bei jährlich weit über 5 000 Suizidfällen allein in dieser Gruppe fällt die winzige Zahl derer, die die Flucht in die Schweiz antreten, kaum ins Gewicht.« (*Die Zeit*, 29.11.07)

1980 hatten sich noch 18450 Menschen in Deutschland (West und Ost) das Leben genommen. 2006 nur noch: 9765

»Medien sollen ›jede personalisierte Berichterstattung über Suizide‹ vermeiden, so Fiedler. Ganz oben auf der ›Don't‹-Liste der Deutschen Gesellschaft für Suizidprävention stehen Artikel und Fernsehbeiträge, die ›den Suizid als nachvollziehbare, konsequente oder unausweichliche Reaktion‹ darstellen, heißt es in einem Merkblatt der Präventionsgesellschaft für die Medien.« (*taz*, 4.12.07)

Samstag, 8.12.07
Fakire vor Weihnachten
arte
Die Fakire verbringen ihre Tage mit Kochen und langen religiösen Diskussionen. Es kommt zu keinen Gewaltausbrüchen. Die Atmosphäre ist glücklich und gelöst. Sie rauchen gern Hasch auf ihrer Pilgerfahrt. Sie benutzen dazu schmutzigweiße Chillums. Ihre dunklen Augen glänzen in den glänzenden Gesichtern. Was sie sagen, klingt vernünftig.
Die wichtigste Lektion unserer Meister:
Alle Menschen müssen einander lieben.
Es darf keine Unterschiede geben.
Der Mensch soll den Menschen lieben.

Fakire und Pilger.
An diesem Ort sind alle gleich.
Hier gibt es keine Unterschiede.
Zwischen Premierminister und Fakir.

Wir sind zu fünft hier und wissen,
dass unsere Wünsche in Erfüllung gehen.
Endloses Rezitieren des Namens Allahs.

Der Meister erteilt letzte Ratschläge.
Nur die Liebe und der Respekt führen auf den Weg der Wahrheit.
Es müsste mehr frei umherschweifende Mönche und Nonnen geben.

Wagenburgen.
Goapartys.

Wildes Nachtleben.
Kettenrauchen.
Dir steht alles offen.

Samstag, 9.12.07
Zwei alte Alkis über fünfzig stehen beim Kaiser's am Stromkasten und singen *O du fröhliche* oder irgendeinen anderen Weihnachtsunsinn. Irgendwie wohnen die alle hier, vor dem Kaiser's; die meisten Alkoholiker, manche auch psychopathisch. Sie sitzen da wie Vögel, halb eingegittert in diesen Einkaufswagen; in dunkelblauen Anoraks; Bier und Schnaps schon am Morgen um neun. Bei jedem Wetter. Das ist ihre Öffentlichkeit, der soziale Mittelpunkt des Lebens.

Montag, 10.12.07
Neue Raumordnungen. Wie entspannt sitzt es sich plötzlich auf dem Sofa direkt hinter dem Fenster. Wie schön kann man von hier aus fernsehen! Der große, schwarze Fernsehapparat, den ich im Winter 1999 mit N. bei Karstadt gekauft hatte, steht in der Mitte der linken Wand. Absurd eigentlich, das Bett direkt neben das Fenster zu stellen, wo es einen doch zuvor so oft gestört hatte, dass es zu hell war. Wo es viel lauter ist.

Wie heimisch fühlte es sich dann aber doch in meinem Bett an!
Und die Straße hinter dem Fenster wie ein Fluss.
Die ganzen Geräusche und so.
Delirier, delirier.

Mittwoch, 12.12.07

Die Wirtshausrevolution

»Interessanterweise wurde auf der Veranstaltung die übliche Legitimation von politischen Diskursen und Handlungen durch wissenschaftliche Gutachten (»Die Passivrauchlüge«) in einem Maße in Zweifel gezogen, welches dem deutschen Volke auch in anderen Belangen nicht schlecht anstehen würde. Auch der Präventionsleiter der Berufsgenossenschaft Nahrungsmittel und Gaststätten und Professor für die Prävention an der Universität Jena, Professor Romano Grieshaber, wurde ins Feld geführt. Er stellte die Seriosität einer Studie in Abrede, nach der jährlich in Deutschland 3 300 Menschen an Passivrauchen sterben würden. Grieshaber, so die Wirte, habe festgestellt, dass es sich bei drei Viertel der Toten um Menschen über 85 Jahre handelt.« (*Telepolis*, 12.12.07)

FC Schalke 04 - Rosenborg Trondheim 3:1 (3:1)

Weiße Taube. Fangesänge. »Ein Leben lang ...«, »Ob ich verroste oder verkalke / ich gehe immer noch auf Schalke«. Ich hatte diese Fangesänge zuletzt im Frühjahr gehört, im Schmidts. Als Cottbus in Stuttgart 1:0 geführt hatte und wir für ein paar Minuten Meister gewesen waren; als H. schon so krank war und ich vom Hackeschen Markt zu Fuß nach Haus ging, weil das Rad einen Platten hatte. Ich hatte drei oder vier Bier getrunken, musste ganz superdringend pissen; beinahe hätte ich mir in die Hose gemacht, als ich ein paar Minuten in diesem Park an der Spandauer Straße nach einem unbeobachteten Platz suchte, um dort dann, endlich, zu pissen.

Samstag, 15.12.07

Sein Jungszimmer war völlig zugemüllt. Der Sofatisch ne-

ben dem Neckermann-Bett mit dem vertrauten, schönen Muster war voller Bücher, Papiere, Zeitschriften. Der Boden war bedeckt mit Müllsäcken voll Klamotten, nackten Schallplatten aus den Sechziger- und Siebzigerjahren. Das kleine Bett, das seine Eltern ihm vor zehn oder zwölf Jahren einmal geschenkt hatten.
Wir spielten Schach und rauchten den Rest weg.
Der Plattenspieler aus den Siebzigern war kaputt.
Der Computer war kaputt.

Erst roch es so gut und vertraut; dann knallte es aber doch nicht richtig. Und M. sagte wieder, das sei eben der Unterschied zwischen Hasch und Alkohol: So richtig ganz dicht kannst du dich mit Hasch dann letztlich doch nicht machen. Und dann erzählte er den alten Karnevalswitz von dem Schalke-Fan, der, als er im Sterben lag, bei Borussia Dortmund eintrat. »Dann stirbt wenigstens einer von denen.«

Montag, 31.12.07

Die Wohnung hatte schon bessere Tage gesehen, an die sie sich aber – aufgebracht, wie sie war – nicht mehr erinnern wollte. Alles war in Auflösung. In heller Aufregung strebten die Sachen auseinander. Die Dinge waren nicht mehr an ihrem Ort, aber auch noch nicht in den Umzugskartons und die meisten Kartons noch nicht gefaltet. Und wie man sie richtig falten sollte, verstand zunächst keiner. Die Männer-WG ging auseinander.
Vor einem halben Jahr war U. recht überstürzt hierher-

gezogen, um in Ruhe endlich mit der Uni abzuschließen. Leider war alles dann doch nicht so gut gewesen. Die jeweiligen Macken der Einzelnen hatten sich nicht miteinander vertragen, die Wohn- und Lebensgewohnheiten einander widersprochen. Eine Mieterhöhung war hinzugekommen. Zurückblickend dachte U., dass man ihn eigentlich auf ein sinkendes Schiff gelockt hatte. Doch die anderen, die abwesend waren, hatten vielleicht auch gehofft, U., der Ältere, der Intellektuelle, würde ihnen neuen Schwung geben können, und waren enttäuscht. Aber das waren nur Mutmaßungen. Das Kind war halt in den Brunnen gefallen. Das Schiff ging unter, und wir halfen U. bei seinem Umzug.

Anfangs waren wir wenige; später wurden wir mehr. Teils hatten wir uns zuletzt bei seinem letzten Umzug, teils auf dieser oder jener Party gesehen. Der Erinnerungswert der Wohnung war gering. Nur einmal hatten wir hier zusammengesessen und Sun Ras *Space Is the Place* geguckt, einen Film, der ja auch vom Umziehen handelt. U. wirkte erstaunlich ruhig und versuchte mit seinem Headset Ordnung in die Geschichte zu bringen. Es gab die üblichen Kartons, aber auch alte Pappkoffer aus den Fünfzigern, kleine Wildlederrucksäcke aus den Siebzigern, große Tramperrucksäcke aus den Achtzigern und Obstkartons, in die wir Sachen tun sollten. E. packte mit großer Sorgfalt die Kleider in Kartons, die sie dann zudeckte. Wir waren ein gutes Team, und schnell waren U.s Klamotten verpackt. Dann mussten wir alles wieder auspacken auf der Suche nach E.s Jacke, die ich versehentlich mitverpackt hatte. Wir schraubten die Schränke auseinander und begegneten entschlossen den Herausforderungen widerspenstiger Schrauben. Alles war seltsam, wenn auch logisch: Das anfängliche Chaos ordnete sich. Wir bildeten eine Kette im Treppenhaus, und alles war schön.

 J. erzählte lachend von einem komplizierten Doppelkettenumzug, bei dem sowohl die Freunde des Ausziehenden als auch die Freunde des gleichzeitig Einziehenden eine Kette gebildet hätten. Irgendwie sei man dabei jedenfalls mit den Kartons durcheinandergeraten und das habe dann noch zu langanhaltendem Ärger geführt.

Wir zählten die absurden Dinge auf, die wir in den letzten Jahren für Freunde hin und her getragen hatten. Manchmal machten wir uns über Dinge aus U.s Besitz lustig. Oder jemand fragte: »Wohin mit den sinnlosen Brettern?«, und ein anderer antwortete: »Nimm die sinnlosen Bretter mit!« Zwischendurch aßen wir Brötchen, tranken Cola und Bier und rauchten auf dem Balkon.

Die Sachen in die neue Wohnung zu bringen ging viel schneller, als sie aus der alten Wohnung rauszubringen. Die neue Wohnung war frischgestrichen und sah aus wie ein neues Leben, in dem wir es uns nach getaner Arbeit gemütlich machten, tranken, rauchten und redeten.

Zwar ist es nicht the real thing, aber irgendwie doch angenehmer, Freunden beim Umzug zu helfen, als selber umzuziehen. Eigentlich waren die Umzüge auch lustiger als die Partys, die wir sonst miteinander feierten. Das lag wohl daran, dass niemand nach einem Gesprächsthema zu suchen brauchte, dass ersatzweise auch nicht die Suche nach einem Thema stundenlang thematisiert wurde; dass das Vergnügen des Zusammenseins von Leuten aus unterschiedlichen Lebensbereichen durch die gemeinsame, angenehme, notwendige Arbeit geerdet war. Wenn Geld mit im Spiel gewesen wäre, hätte es keinen Spaß mehr gemacht.

Wer um- und auszieht, befindet sich in einem gefährdeten Zwischenraum; ungeordnet stehen die Dinge als sinnlos gewordene beredte Zeugen des schlechten Alten im Zimmer herum; die Zukunft, die neue Wohnung ist ein weißer Raum, der einem auch ein bisschen Angst macht. Der Umzug ist eine Initiation, ein Übergangsritual, bei dem man als Umzugshelfer wie ein Ministrant assistiert, und gleichzeitig – wie alle kultischen Veranstaltungen – ein funktionierendes Substitut, das tröstet, wenn man zu feige ist, selber umzuziehen.

Freitag, 4.1.08

Keine Ahnung welches Datum, war der Satz, den ich grad gedacht hatte, obgleich der Name des Tags in Fühlnähe gewesen war.

In diesen Tagen hatte ich mich zur Belohnung doch wieder ein wenig weggebeamt. L. hatte auf dem Weihnachtsmarkt in der Wilden Renate aufgelegt. Der ganze Tag war schön gewesen, das Licht und das alles. Und wie dann W. mit ihrer Freundin vorbeigekommen war; wie sie sich gleich in ihren bunt-exzentrischen Klamotten auf dies zerschlissene, gemütliche Sofa gesetzt und den mitgebrachten Joint angezündet hatte, die große alte Dame des Underground, um sich so rauchend den Raum irgendwie anzueignen. Wie ich mich neben die beiden gesetzt hatte, wir ein wenig, ganz höflich, miteinander geplaudert hatten. Ich hatte an ihren Mann gedacht, der letztes Jahr gestorben war; auf A.s Geburtstagsparty hatten wir miteinander geredet; eine Pflanze, die auf einem schmalen Pflanzenhocker gestanden hatte, war umgefallen.

A. hatte gesagt, er habe ja eigentlich H. noch besuchen

wollen, so viele andere Sachen seien zu erledigen gewesen, und dann war er plötzlich tot; so schnell sei das gegangen,
130 | kaum ein Vierteljahr habe das gedauert.
Und wie ich am gleichen Abend – K. war auch dabei gewesen – mit W. übers Haschrauchen geredet hatte. Ob das nicht langweilig sei inzwischen, sie sei doch jetzt Mitte sechzig und müsse alle Effekte längst kennen, und wie sie dann gesagt hatte, nein, also das Chillum-Rauchen habe sie eigentlich erst jetzt für sich entdeckt, da erlebe sie immer noch Neues.
Dass sie sich hier gleich den mitgebrachten Joint angemacht hatte, ohne jemanden davor zu fragen, hatte etwas Paternalistisches. Sie hatte gefragt, ob die DJane auch rauchen würde; ich hatte geantwortet: »Glaub ich schon«, sie war zu L. hingegangen, und L. hatte abgelehnt, nein sie wolle nicht, und dann hatte W. gesagt, sie – L. – sehe ja so glücklich aus. Sie sehe gleich, sie sei verliebt. L. hatte verneint, leicht verärgert über die Selbstverständlichkeit, mit der W. hier eine Grenze überschritten hatte. Es sei komplizierter. Es gehe um ganz andere Dinge.

Samstag, 5.1.08
Gegen Morgen war ich schlafen gegangen, gegen Mittag noch einmal zurückgekommen, und zwischendrin hatte plötzlich der Winter begonnen. Die Party war noch voll im Gang, und wieder dauerte es lange, den kleinen Raum zu finden, immer noch verlief man sich ständig, und nur in diesem einen, kleinen, unaufdringlich angenehm gestalteten Raum – aus irgendeinem Grund assoziierte ich das England von *Alice im Wunderland* damit, aber wahrscheinlich meinte ich *Harry Potter* – konnte man sich ein

bisschen besinnen und träumen am Rande; in einem leichten, durch das Biohoch abgefederten Rausch.
Ich stand an der Bar zwischen Leuten und dachte, wie klasse es doch war, gleich nach dem Frühstück ein Bier zu trinken und zu rauchen. Ein Mädchen Anfang zwanzig sagte, sie habe in den Laberflashs der letzten Stunden all ihre Worte verbraucht und wisse nun nicht mehr weiter. Sie sprach sehr bildlich darüber, so dass man sich das gut vorstellen konnte. Die begrenzte Zahl der Wörter und ihre begrenzte Haltbarkeit und Verwendbarkeit in diesen oder jenen Zusammenhängen. Und wie diese Wörter und Sätze dann plötzlich in der aufgekratzten Erschöpfung des Nachmittags, nach intensivstem Dauerreden eben nichts mehr bedeuteten. Sie hatte ihre Worte ausgegeben oder aufgegessen, die Worte waren wie Pflanzen gewesen, die sie ausgerissen hatte. Aber trotzdem wollte sie unbedingt über irgendetwas diskutieren: Sie habe ganz viele tolle Argumente in sich, die sie unheimlich gerne hier gleich verwenden und ausprobieren wolle.
»Aber worüber willst du diskutieren?«
»Keine Ahnung. Deshalb frag ich dich ja.«
Wir standen im Gedrängel an der Bar. Mir fiel nichts ein, worüber man hätte diskutieren können. So sagte ich ihr nur, sie solle sich nicht sorgen und dass die verbrauchten Worte, wie die Erfahrung lehre, in ein paar Tagen wieder nachgewachsen sein würden.

Sonntag, 6.1.08

Viele hatten tatsächlich das Rauchen aufgegeben. N. hatte seinem Sohn versprochen, dass er von nun an nie mehr rauchen würde. B. war mit Unterstützung eines teuren

Medikaments, das die Nikotinrezeptoren lahmlegte, zur Nichtraucherin geworden. C. hatte es für seine Frau getan,

kaute nun ständig Nikotinkaugummi und rauchte abends zuweilen eine Zigarre. G. hatte keine große Geschichte daraus gemacht, sondern einfach so aufgehört, ohne jemandem etwas davon zu erzählen. Neue Nichtraucher berichteten, sie bräuchten nun weniger Schlaf, seien teils sehr gereizt, sagten, es sei doch auch toll, dass sie nun nicht mehr rausgehen müssten, wenn die Zigaretten alle seien. Ich fand es gut, nachts zur Tankstelle zu gehen, um mir Zigaretten zu holen. Ich hätte noch keine Lust aufzuhören, sagte ich zu der Frau, als sie mir die gewohnte Schachtel gab. Und wenn ich tatsächlich einmal irgendwann aufhören sollte, würde ich es keinem sagen und mich stattdessen dem Club der heimlichen Nichtraucher anschließen.

Mittwoch, 9.1.08

»Wenn die Allzuvernünftigen allzu vernünftig und grausam überlegen lächelnd ihre Vernünftigkeitsvorstellungen über den von ihnen nur noch gleich einzurichtenden Vernunftzustand der Welt darzulegen anfangen, fangen die allergrellsten Alarmglocken zu schrillen an, das ist der Kern meines Einwandes gegen eine Figur wie Ursula von der Leyen. Vernunft macht den Einzelnen auch verrückt, weil sie eine Zwangsgewalt ist, die vorgibt, wozu zuzustimmen ist, weil ja einzusehen ist, dass es vernünftig ist. Wenn der Exorzismus der Unvernunft allzu maßlos wird, kommt die Stabilität des gesamten Systems, das seine Ordnung einer Vernunftherrschaft unterstellt hat, in Gefahr. Gesellschaftliche Ordnung muss auch genügend Raum für Unvernunft vorsehen, sonst drehen die Leute an den Rändern durch. Die Prügelausländer sind insofern sozusagen auch Folge des Rauchverbots.« (Rainald Goetz, *Klage*, 2008, S. 310)

Immer ein komisches Gefühl nach Silvester. Der Rausch klingt eine Weile noch nach, ist präsent im Alltag, in Erzählungen, den unterschiedlichen Versionen eines Ereignisses, die man dann erzählt, wenn man gefragt wird: »Wie war Silvester so für dich?« Und nach dem ersten Wochenende nach Silvester beginnt das dann wieder zu verklingen. Diesen letzten Sonntagabend will man sich noch gönnen. Sinnt der Jahresübergangszeit hinterher und dem vergangenen Jahr, was alles so geschehen war, und versucht, in einen ruhigen Zustand hineinzukommen. Diese Jahresübergangszeit endet immer sehr abrupt. Kaum hat man sich so einigermaßen an die verträumte Langsamkeit dieser Zeit gewöhnt, ist man schon wieder im neuen Jahr drin.

Die Zahnfleischschmerzen dieser Tage. »Sie kriegen noch einmal Rachenkrebs«, hatte die eine Zahnärztin mal gesagt. Vielleicht lag es auch einfach nur an der neuen Zahnbürste. Ich hatte die elektrische Zahnbürste in Lübeck vergessen. Vielleicht hatte die handbetriebene Zahnbürste Unheil mit meinem Zahnfleisch angerichtet. Immer hatte man sich viel zu hastig die Zähne geputzt.

Kreuzkeller
Alle rauchen wie gewöhnlich. Ach was – nicht alle, nur ein paar. Ab und an mal.
Flippern.
Medieval Madness.
Freispiel. »You did it!«

»Okay. Lass uns noch eine rauchen und dann nach Hause gehen«, hatte M. gesagt. Dann hatte G. angerufen und gesagt, ihre Mutter habe gerade angerufen und gesagt: »Mit mir gehts nun zu Ende.«
M. hatte noch zwei Kugeln nervös weitergespielt, den Birnenschnaps getrunken, den A. gebracht hatte, und war dann nachdenklich mit uns gegangen. Er hatte große Angst vor der Zeit, wenns dann mit den eigenen Eltern so langsam zu Ende gehen würde.

Donnerstag, 10.1.08

Auf dem Rückweg vom Tischtennis am späten Nachmittag ging ich dann vom Hermannplatz die Urbanstraße runter. Ich schob mein Fahrrad und guckte in alle Kneipen, um zu sehen, ob jemand rauchte. In keiner Kneipe rauchte noch jemand. Die meisten Kneipen und Cafés waren leer und sahen furchtbar ordentlich und deprimierend aus. Es machte mich traurig, in die leeren Kneipen zu gucken. Nur in einer – dem Bierhaus an der Urbanstraße – standen die Aschenbecher noch auf den Tischen. Davor saßen Raucher (ich war mir sicher, dass es Raucher waren), aber sie rauchten nicht. Männer über fünzig, die jahrelang rauchend in dieser Kneipe gesessen hatten, tranken schweigend ihr Bier. Sie rauchten, und sie redeten nicht. Wirte, die jahre- oder jahrzehntelang in ihren Kneipen geraucht und gequatscht hatten mit den rauchenden Stammgästen am Tresen, saßen da nun nichtrauchend aus Angst vor petzenden Nichtrauchern. Die Aschenbecher, die da noch rumstanden, waren ein Zeichen des Protestes, der aber nicht so weit ging, dass sie nun trotzdem geraucht hätten. Oder wahrscheinlich wurde hier erst ab zehn Uhr

abends geraucht; wenn die Nichtraucher schon im Bett waren. Nur im Logo in der Urbanstraße, einer Kneipe, in der ich nur ein einziges Mal gewesen war, weil es mir zu verraucht war, wurde geraucht, als wenn nichts geschehen wäre.
Ich guckte dann noch im Internet, fand aber nichts. Nur Anti-Raucher-Propaganda; eine Petzerblogleiche von jemandem, der ein paar Monate lang im Frühjahr in Kneipen und Cafés gegangen war, um sich darüber zu beschweren, dass draußen am Nebentisch jemand geraucht hatte, und solche Sachen.

In einem befreundeten Restaurant wird es einen Tag mit geschlossener Rauchergesellschaft geben, als Atelier oder Ähnliches getarnte Raucherclubs sind in Planung.

Freitag, 11.1.08
Lesung Volksbühne (Wembleystadion!)
Der Rote Salon war ausverkauft. Das Herz schlug bis zum Hals; ich war total aufgeregt.

Playlist
Ordnung der Dinge
Spiegel-Text

Innenraum:

1. Wohnen (Zettel)
2. Instabiler Zustand (103)
2. Schöner Stillstand (15)
3. Schreibend das Gefühl (49)

4. Im Blumenkasten (87)
5. Unscheinbar abwesend (17)

6. Eher kindlich als komisch (33)
7. Allein als Hase (11)
8. Tod eines Maulwurfs (13)
9. Kommunistische Umtriebe (71) (sozusagen programmatisch)
10. Zeit, Kontrolle, Archiv (61)

11. Papierflieger
12. Graffiti (Zettel)

13. Hasch in der Kleinstadt (29)
14. Der Wunsch nach Wärme (18) / Weiß auf schwarz (105)
15. Teamsport (58)
16. Respekt! (109)
17. Mit fremden Augen (119)
18. Abschied (36)

Kuttner liest *Daniel Johnston*

Musik: *Celebrate Summer* (T. Rex), *The Wizzard* (T. Rex), *See Mi Yah* (Rhythm & Sound), *Acid Love / What About Love?* (Patrick Harz / Peter Grummich), *Teenage Riot Structure* (T. Rex), *Joe le taxi* (Vanessa Paradise), *Voyage Voyage* (Desireless), *Starless* (King Crimson).

Sonntag, 13.1.08
Der Sender hatte das Taxi bezahlt. Ich redete mit dem Moderator. Und las dann einen Text, in dem das Berliner russische Radio eine Rolle spielt. Wir kannten einander schon lange von Weitem. Zum Glück wusste er, glaube ich, nicht, dass ich *Radio Eins* ein paar Jahre richtig gehasst hatte. Alles war okay.
Der Taxifahrer hatte draußen gewartet. Als ich zurückkam, sagte er, er habe das kleine Interview, das ich grad gegeben hatte, gehört, es sei ja alles auch sehr sympathisch gewesen. Aber wenn Unseld noch leben würde, hätte ich sicher kein Buch bei Suhrkamp machen dürfen.

Dienstag, 22.1.08
Against The Day im LCB am Wannseee. Der Professor erkannte mich gleich und begrüßte mich freundlich, auch etwas verwirrt. Ihm habe es Spaß gemacht, mir dies schöne lange Interview über das Rauchen zu geben. Unser Raucherinterview sei der Renner, die ganze Welt rede davon und lasse es sich schicken. Eine Pointe sei jedoch nicht ganz richtig gesetzt, müsse man noch präzisieren. Der Witz sei doch, dass man selbst es sei, den die Kugel getroffen hätte.
Er autorisierte mich, das Gespräch in dem kommenden Buch zu verwenden.
Nur eines sei etwas unangenehm gewesen. Der Professor, von dem es im Text heißt, er sei tot, lebe noch. Diese Unachtsamkeit von mir habe ihm seelischen Schmerz und viele Unannehmlichkeiten bereitet.
Ich versank im Boden. Er hatte sich im Interview missverständlich ausgedrückt, ich hatte ihn so verstanden und

nach dem Kürzen klang es dann so ... Ich versprach, die Internetversion des Interviews korrigieren zu lassen.

Hat der Professor dann wirklich gesagt: »Und jetzt gehen wir einen saufen!«
Ja, das hat er wirklich gesagt.
Ob ich nicht noch bleiben wolle?
Ich fühlte mich komisch – mir war mein Fehler so furchtbar peinlich – und ging dann doch lieber.

Mittwoch, 23.1.08
Internet-Backgammon. »bg« war klar: Backgammon. Wochenlang dachte ich, das oft geäußerte »gg« würde etwa »doppelgrins« bedeuten, bis dann jemand nach einem extrem spannenden Spiel »vgg« sagte und mir sofort klar war, dass dies »very good game« bedeuten müsse, womit ich dann auch die Bedeutung von »gg« endlich hatte. Hübsch auch die Abkürzung: »nc« = »nice roll«.
Manche Unterhaltungen beschränken sich auf: »I'm from bulgaria, my english is little«, oder: »Sorry – I must go. I have a baby.«
Im öffentlichen Bereich, einer virtuellen Lobby, schwatzten die Leute. »X is my friend.«
»Does she know your other IDs?«
»Yes.«
Auch recht häufig: »I'm sowieso; are there any bi-guys here?«
Spielehersteller warben mit dem hohen Suchtfaktor ihrer Produkte. Alkoholhersteller oder Drogenhändler würden das nie machen.
Ich öffnete einen Tisch und wartete auf Gegner. Irgendwelche Namen guckten und verschwanden sofort, als sie

sahen, dass mein Avatar männlich war. Wenn ich als Frau spielte, spielte der männliche Gegner langsamer. Als ich meinen Avatar dann wieder auf männlich schaltete, rannte der Gegner weg.

Er komme aus Israel. Woher ich denn käme?
Aus Germany.
Abwarten. Erst mal spielen. Dann sprachen wir die Regeln ab, nach denen wir spielen wollten. Höfliche Unterhaltung: »I mean there are even people here, who don't even say hello when ur playing with them.«
»U know people ... «
Unser Spiel war fantastisch. Ich lag leicht zurück beim Rauswürfeln. Nach zwei Päschen lag ich ganz leicht vorn als erster Würfler. Zweitletzter Wurf, ein Dreierpasch! »Wow ...«, schrieb mein israelischer Spielpartner. Dann würfelte er einen Viererpasch und gewann.
»WOW!!!«
Gemeinsam erlebten wir den magischen Moment eines gelungenen Spiels.

Mittwoch, 30.1.08
In der Nacht konnte ich nicht schlafen und wachte immer wieder von den Zahnschmerzen auf. Ich träumte von R. Er hatte eine schöne Wohnung über den Dächern von Berlin. Ich war plötzlich dort, hineingeweht an einem Morgen. Man war wohl dicht in der Nacht und plötzlich, etwas unsicher, hier gelandet. Ein Freund von R. aus New York war auch noch da. Und beide würden später noch nach New York fliegen. In einem sehr schönen altmodischen Zimmer seiner Wohnung wohnte seine Mutter.

Dreißig Jahre Tunix – eine Generation meldet sich zu Wort. Die Geschichte der Gewinner. Dazu ein bisschen Nostalgie. Was traurig und schlimm war, wird verschwiegen. Die Toten (die, die sich umgebracht haben), die, die sich richtig kaputtgemacht haben. Aber auch das, was der Mehrheit in der Gegenwart verrückt erscheint: die Verbindung von Drogen, Sex, Alkohol und Politik. Die Konflikte dieser Zeit. Oder dass die Freak Brothers ein ganz wichtiges Role Model waren, viel populärer als etwa Rudi Dutschke. Überall gab es Jungsfreunde, die wie die Freak Brothers waren, Gruppen, die sich an den Haschrebellen oder der RAF orientierten und später Wenders toll fanden, weil Holger Meins auch mal an der dffb gewesen war.

Plötzlich ist man in der Geschichtsbetrachtung an einem Punkt, an dem man mitreden kann. Es gibt eigene Erinnerungen, eigene Geschichten, die man den nun erzählten entgegenstellen könnte. Ich hatte oft mit H. über diese Zeit gesprochen, aus der wir kamen, über diese Umsonst & Draußen-Festivals Ende der Siebzigerjahre, als wir fünfzehn waren. Er hatte von der Drag Queen erzählt, die ihm in Vlotho begegnet war. Die langgewachsene blonde Diva hatte zur Kreuzberger Gruppe *Brühwarm* gehört und Dope verkauft, das sie in einem Beutel an ihrem Leopardenslip trug.

Hedonismus war ein Schimpfwort, Tanzen konnte niemand. Nur Theweleit hatte dazu mal was geschrieben. Aber letztlich auch Fauser, der dies authentische Männertrinken romantisierte, oder Eckhard Henscheid, der es aus einer nihilistischen Position heraus lustig fand … und Rainald Goetz.

Einige *tazler* hätten damals beim Schreiben Joints in Ketten geraucht, erzählte N.

Ich hatte mich oft gefragt, woher es kam, dass vor allem Männer schwer bekifft noch in der Lage waren, ein paar Stunden hintereinander sinnvolle Sätze aneinanderzureihen. Oder eher andersrum: Ich war enttäuscht, dass ich das nicht konnte. Wahrscheinlich waren sie innerlich extrem angespannt und hatten deshalb ständig Beruhigungsmittel gebraucht. Vielleicht waren sie auch nur so sehr von sich und dem, was sie dachten, überzeugt, dass ihnen das Haschisch nichts anhaben konnte, und es befriedigte ihren Ehrgeiz, in echt völlig dicht kontrolliert agieren zu können. Vielleicht versuchten sie auch nur, den eigenen Wunschvorstellungen eines wilden Lebens zu entsprechen.

Jeden Morgen war M. zu Wolfgang Neuss gegangen, um sich unter Beihilfe ungeheurer Mengen Haschischs die Welt erklären zu lassen. Die so entstandenen Neuss-Texte waren ganz interessant, und dass sie in der Zeitung standen – Anfang oder Mitte der Achtziger – war ein bisschen komisch. Ein Moment nostalgischen Quatsches lag da drin: Ein schon älterer Mann, der in den Sechzigerjahren so berühmt gewesen war, der in den Zeiten seiner großen Popularität mit legalen Drogen – Tabletten und Aufputschmitteln – funktioniert hatte, steigt aus, wird bekennend drogensüchtig, lässt seine Zähne verfallen, provoziert als zahnlose Squaw im Fernsehen und trifft sich jede Woche mit dem letzten Hippie aus der *taz*-Redaktion. Man raucht massenhaft Hasch am Morgen, unterhält sich über die Weltlage und lässt dabei ein Tonband laufen. Das wird dann später abgetippt. Die Vorstellung, man könne auf diese Art Blockaden überwinden, die verhindern, dass man der Welt vorurteilsfrei begegnet; der Glaube an das Reden in Zungen, an die größere Wahrheit der gesprochenen Sprache. Eigentlich auch toll, weil es ja langweilig ist, wenn alle im gleichen Stil reden.

Hundert Jahre später erzählte M., sein Haschrauchen habe bei seinen Kindern den Effekt gehabt, dass sie Drogen doof fänden. Und Hans Holdhaus, Vorsitzender der medizinischen Kommission des Internationalen Handballverbandes, erklärte vor ein paar Tagen in der *FAZ*: »Wir wollen keine Kiffer haben.« Vorausgegangen waren cannabispositive Blutproben italienischer und französischer Handballer.

Im Newsletter des Deutschen Hanfverbandes gab es gestern die Meldung, dass sich die Polizisten Amsterdams gegen eine neue Dienstvorschrift wehren, die ihnen den Cannabiskonsum auch außerhalb der Dienstzeiten verbieten will. Begründung: Sie müssten rund um die Uhr Vorbild für die Bevölkerung sein. Ein Sprecher der Polizeigewerkschaft hält dagegen: »Solange wir nicht für 24 Stunden am Tag bezahlt werden, ist es unsere Sache, was wir in der freien Zeit tun.«

Samstag, 9.2.08, Berlinale

Die Berlinale dient der Konsolidierung.
Mit der Berlinale endet der Jahresbeginn.

Die Tage sind strukturiert. Man verlässt mehrmals am Tag die Wohnung, fährt zum Potsdamer Platz. Lang erprobte Wege. Vögel zwitschern im Eingangsbereich der Stresemannstraße. Nach dem Film geht man die Treppen wieder runter und guckt in den Keller, wo die Pressefächer sind, und auf die Mitarbeiter, die Material in die Pressefächer stopfen.

Es ist ein schöner Tag.

Wie viel Neid und unausgesprochener Wettbewerb war doch früher beim Schreiben da, im Kampf um den Platz auf den Seiten. Wie egal das geworden ist.

Freitag, 22.2.08

Das Buch ist furchtbar vorwurfsvoll. Es ist keine Freude, darin zu lesen. Es macht mich völlig fertig, darin zu lesen; mit dem Gefühl auch, verpflichtet zu sein, dies Buch zu lesen. Meiner Tante aus dem Osten hatte Havemann viel bedeutet, von Weitem hatte ich die Diskussionen um ihn mitbekommen. Zwanglos verbindet sich das Gelesene mit eigenen deprimierenden Erinnerungen. Im Versuch einer teilnehmenden Lektüre gerät man beim Lesen in die Rezeptionspose eines verhärmten protestantischen Pfarrers, der pflichtbewusst weiterliest, ungeachtet dessen, dass das Gelesene so unangenehm zu lesen ist, dass man das alles eigentlich überhaupt nicht wissen will, wer mit wem warum und wann. Wie unangenehm diese Menschen doch waren.

»Du kommst dir wohl ganz besonders schlau vor, du aufgeblasener Fatzke«, rief wütend der Mitbürger, nachdem ich bei Rot über die Ampel gegangen war.

Montag, 3.3.08

Das Geld verführt einen, »Ja, mach ich« zu sagen. Und während man es versucht, merkt man wieder, dass einen das Geld, das man braucht und gekriegt hätte, zu nervös macht, um den Auftrag ordnungsgemäß auszuführen, dass man ein Gegenüber braucht, für das man schreibt (und das man sich schönredet), und eine Leservorstellung, ein Gefühl für den Adressaten.

Dienstag, 4.3.08

Nach der Berlinale hatte ich zwei Wochen krank im Bett gelegen. Ziemlich typisch.

Vielleicht war es auch ein Fehler gewesen, *Havemann* von Florian Havemann zu lesen. Das Buch hat so etwas fürchterlich Exorzistisches und Wahrheitsterroristisches. Schonungslos. Alle Menschen in diesem Buch sind furchtbar; Biermann, Havemann, die Verwandten, Bekannten usw.

Je länger ich las, desto unangenehmer wurde mir das Buch; die Zeit, in der ich las, verbrachte ich ja notgedrungen mit den in dem Buch beschriebenen, durch die Geschichte beschädigten, ganz furchtbar anstrengenden Menschen. Wahrscheinlich waren sie auch nicht schlechter als andere, aber man kam sich beim Lesen vor, als würde man mit jemandem zusammensitzen, der ununterbrochen und furchtbar gekränkt schlecht über Leute spricht, die einen selber anfangs noch und im Lauf der Lektüre immer weniger interessieren. Man lässt ihn dann weiterreden, guckt im Geiste genervt nach oben und hofft darauf, dass dies Treffen bald zu Ende ist.

Man liest, krankheitsbedingt unfähig aufzuhören oder aus einem völlig idiotischen Pflichtbewusstsein heraus, weiter. Und man versteht nicht, wieso Florian Havemann in diesem Buch nicht ab und an auch etwas Nettes von denen erzählt, über die er schreibt, weshalb auch alle sympathi-

schen Anekdoten und Geschichten immer von Gemeinheiten vergiftet sein müssen.
Nach fünfhundert Seiten ließ ich den immer noch aufgeklappten *Havemann* auf dem Sofa liegen.
K. fand das Buch prima und fragte, was ich daran blöde fände.
Ich erklärte es ihm. »Und du fandest es also prima?«
»Ja.«
»Hast du es auch ganz gelesen?«
»Nein.«
Dann hatte ich begonnen, die Werkausgabe von Clemens Eich zu lesen – ein Auftrag. Ich las langsam. Es dauerte fünf Tage, die ungefähr achthundert Seiten zu lesen. Das Schreiben würde vielleicht drei Tage dauern; als Honorar würde es ungefähr hundertsechzig Euro geben.

Jemand von *Vanity Fair* hatte angerufen. Ich sollte einen Text über Cafés im Frühling schreiben. Eigentlich eine angenehme Aufgabe. Dummerweise war das Wetter völlig grauenhaft, grau, antifrühlingsmäßig und unschön, und es fiel mir schwer, mir vorzustellen, wie man sich im Frühling fühlen könnte. Vielleicht machte mich der Auftrag auch etwas nervös, weil er so gut bezahlt wurde. Für den Text würde es das Zehnfache meines *taz*-Tarifs geben. Nach zwei Tagen hypernervösem, erfolglosem Rumprobierens war ich überzeugt, gar nichts hinzukriegen, und dann unterhielt ich mich fünf vor zwölf mit dem netten Redakteur, und plötzlich gings dann doch.
Plötzlich war wieder Land in Sicht. Zwar lag ein gelber Vollstreckungsbefehl im Briefkasten, doch im Juni, wenn ich das Geld für die verkauften Bücher kriegen werde, werde ich vielleicht wieder auf null sein. Und dann gibts neue Anziehsachen!

Neue Hose kaufen!
 Und neue Schuhe!
Und andere Anziehsachen!

Mittwoch, 5.3.08

Nachdem sie das Haus verlassen hatte, um Krankenschwester zu werden, habe ich zu schreiben begonnen. Ich war vierzehn. Es war sehr still. Mutti war auf Kur. Mittags kam Papa um Viertel nach eins. Wir aßen zusammen. Labskaus aus der Dose mit Kartoffeln. Rindfleisch aus der Dose mit Kartoffeln. Die Kartoffeln kochten automatisch. Es war wichtig, sie geschält zu haben, bis Papa kam. Wir lebten nebeneinander her und sprachen selten miteinander. Nur knapp tauschten wir uns über Muttis Gesundheitszustand aus. Danach Abwasch. Mir machte Abwaschen immer Freude. Am meisten Freude machte mir das Abtrocknen. Eine Aufgabe, der ich gewachsen war. Schon als Kind hatte ich mit Mutti in der Küche gestanden und abgetrocknet. Danach ging ich wieder auf mein Zimmer. Tee trinken, Zigaretten rauchen, Schularbeiten. So kam es mir immer normal vor; nach Hause kommen und in mein Zimmer gehen.

Ich hatte gefragt, ob ich zu den Norderstedter Freunden fahren darf; ich durfte nicht. Die Freunde waren mir verboten. Ich ließ mir nichts verbieten. Ich wartete, bis Papa schlief, und stieg dann aus dem Badezimmerfenster. Über das Dach kletterte ich auf die Garage, von der Garage auf die Mülltonne. Um ein Uhr nachts stand ich an der Straße nach Hamburg. Es hatte geregnet. Jemand nahm mich nach Henstedt-Ulzburg mit. Ich dachte an Jack Kerouac.

Ich hatte ein schlechtes Gewissen. Irgendwie war ich dann tatsächlich – um drei Uhr morgens – in Norderstedt, bei L. im Zimmer. Er machte eine Lehre als Dreher. Wir hörten eine alte Platte von Bob Dylan – *The Freewheelin' Bob Dylan*. Später mochte ich Bob Dylan nicht mehr.
Am nächsten Morgen war ich nicht da, als Papa mich wecken wollte. Später rief ich an. Später war ich wieder zu Hause. Papa sagte nicht viel. Er tat mir leid. Er konnte nichts machen.

März 08

Irgendwie ging gar nichts. Mir fiel nichts ein. Eigentlich fiel mir viel zu viel ein. Ich hatte nur keine Idee, wie ich das alles anordnen und miteinander verbinden sollte. Der Schreibtisch stand auch falsch. Und war völlig zugemüllt. Mein Kopf war auch völlig zugemüllt. Vielleicht sollte ich doch erst mal den Schreibtisch leerräumen. Oder E-Mails nachgucken. Meinen Blog besser pflegen. Oder auf dieser Internetseite. Ach was. Der Text musste fertig werden.
Drei Wochen war es her, dass mich Herr X. angerufen hatte. Der Redakteur war sehr nett am Telefon gewesen: Er würde meine Sachen ja immer so gerne lesen und ob ich nicht vielleicht; sie planten jedenfalls ein Heft, das vom Frühling handeln sollte, und da ich doch immer so schöne Texte geschrieben hätte, in denen das Wetter eine große Rolle spielt, würden sie sich sehr freuen, wenn auch ich in diesem Heft mit einem Text vertreten wäre. »Schreiben Sie, wie Sie wollen. Wir lassen Ihnen freie Hand.« Das Zeilenhonorar, das er nannte, schmeichelte mir sehr. Ich dachte »Klaromat« und sagte: »Das mach ich«, und der

nette Redakteur verabschiedete sich mit den Worten: »Es ist toll, Sie nun auch mit im Boot zu haben.«

Die drei Wochen waren schnell vergangen. Ich hatte kleinere Arbeiten dazwischengeschoben und auf Inspiration gewartet. Die meiste Zeit hatte ich geraucht. Zwischen den Zigaretten war ich oft noch bei Kaiser's gewesen und manchmal auch auf dem Friedhof, um mich mit einem toten Freund zu beraten. Und immer wieder fuhr ich Autorennen und machte mir Notizen über die Rennen, die ich fuhr, und guckte mir spezialistische Internetseiten an. Ich hatte mir die Playstation nicht zum Vergnügen besorgt, sondern weil der Held eines Romans, den ich zu schreiben gedachte, sehr gerne Autorennen fährt.

Um authentisch schreiben zu können, war es oft notwendig, Dinge zu tun, von denen ich nicht genau wusste, ob ich sie tat oder ob ich eine Rolle übte. Doch das Ich, das Autorennen fuhr oder *Pac-Man* spielte oder sich halbe Nächte in den Hinterhöfen des Internets herumtrieb, war ungeeignet, diesen Text über den Frühling zu schreiben, den ein anderes Ich zugesagt hatte. Es war logisch, dass dies andere Ich, dass mir eigentlich sympathischer war, nicht über kurzatmige Frühlingsnotizen hinauskam: Es war ja Februar in Berlin, die Sonne hatte monatelang schon nicht mehr geschienen, die Stimmung war zerfahren und tendierte ins Depressive, die Voraussetzungen für einen angenehm wehmütig-melancholischen Text über den Frühling waren nicht gegeben.

Rainald Goetz hatte mal geschrieben, er könne nur schreiben, wenn er verliebt sei. War ich leider grad nicht. Die deutschen und englischen Romantiker hatten ihre Fantasie mit Opiaten angeregt. Die gabs nicht mehr rezeptfrei in der Apotheke. Jean-Paul Sartre hatte *Das Sein und das Nichts* auf Speed geschrieben – Speed stinkt nach Benzin und passt nicht in den Frühling. Jack Kerouac und die Kollegen aus der Frühzeit der *taz* hatten sich beim Schreiben mit Haschisch gepusht. Geht auch nicht; führt beim Schreiben zu sehr in paranoide Gedankenfluchten. Ich trank beim Schreiben dauernd Kaffee wie der Student in Kafkas *Amerika*-Roman und rauchte wie Helmut Schmidt.

Das heißt: Eigentlich schrieb ich gar nicht, sondern starrte Löcher in die Luft bzw. in den Monitor meines Bildschirms. Irgendwie sah der Monitor komisch aus. Das Hintergrundbild – feuchtes Gras mit Gänseblümchen – störte mich sehr. Mit jeder Minute nervte es mich mehr, dass das Parkett, auf dem mein Stuhl stand, uneben war. Ich stand auf und zog den Schreibtisch ein bisschen vom Fenster weg. Nun saß es sich besser. Ich atmete tief durch, lehnte mich zurück und versuchte mich daran zu erinnern, wie Frühling sich anfühlt. Statt Frühling fiel mir Jack Nicholson in *Shining* ein. Dort spielt er bekanntlich einen Schriftsteller mit Writer's Block, der Hunderte Seiten mit dem Satz: »Was du heute kannst besorgen, das verschiebe nicht auf morgen« füllt. Als seine Frau, Shelley Duvall, ein wenig irritiert die Seiten liest, versucht er, mit einer Axt bewaffnet, seine Familie auszulöschen. Ich zog eine Gehirntransplantation in Erwägung.

Ich ging raus, um mir bei Esso frische Zigaretten zu holen. Ich machte mir grünen Tee wie ganz früher. Ich öffnete eine neue Datei. Ich setzte mich an den Schreibtisch und versuchte, nichts zu machen. Anfangs fiel mir das schwer; dann ging es aber doch. In Wirklichkeit machte ich natürlich etwas, aber eben nur nebenbei und Dinge, die möglich waren. Wie zum Beispiel das Bett von da nach da zu schieben, die Aschenbecher zu entleeren, alte Zeitungen wegzuschmeißen.

 Vom Nichtstun erholt, stand ich gedankenverloren am Fenster. Es schneite ein bisschen, aber ein bisschen roch es auch nach Frühling. Bildete ich mir zumindest ein. Davon ausgehend schrieb sich der Text dann von selber. Am nächsten Morgen schaute ich das Geschriebene noch mal an, fügte da und dort noch was hinzu und schickte es dann weg. Draußen schien tatsächlich die Sonne. Ich hatte ganz vergessen, wie sie aussieht. Ich kaufte mir eine Sonnenbrille und ging dann in mein Lieblingscafé, um mich mit Nichtrauchen zu entspannen.*

Freitag, 21.3.08

Das Ende des Winters war am schlimmsten. Die schwierigen Festtage waren längst vergangen, die Zeit bis zur Berlinale hatte man irgendwie überstanden. Man hatte geraucht, getrunken, einander Sachen erzählt. Während der Filmfestspiele hatte es erste Frühlingsandeutungen gegeben. Die Lichtzufuhr war seit Januar deutlich erhöht worden. Nun hätte der Frühling beginnen können, doch dann war es plötzlich wieder Winter geworden. Nur kurz, nicht ganz wirklich, ein paar Stunden oder Tage, aber diese Umkehr, dies Zurück in einen Winter, der keiner war, hatte einen völlig fertiggemacht; dieser plötzliche kalte Regen war wie die Rückkehr einer Krankheit, die man meinte, hinter sich gelassen zu haben.

* Erstabdruck: *Frühling Leben Schreibkrisen sind Autorenlos – und kommen etwa so daher ...* in: *Das Magazin.* Die Kulturzeitschrift aus Berlin, Heft 04/2009 *Freier Fall.* S. 32 ff.

Bei dem Autorentreffen vor ein paar Jahren im Café Adler hatte er ein pinkes Carl-Craig-T-Shirt angehabt und ganz offen einen Joint geraucht, und als ein Kellner ihm das Kiffen verbieten wollte, hatte er lange mit ihm gestritten.

Dann machte er Karriere, wurde Chef, verdiente immer mehr. Und ich blieb beim Gleichen wie immer. Wir trafen uns alle zwei, drei Monate. Es waren kleine diplomatische Zusammenkünfte. Er repräsentierte die jungen Chefs; ich repräsentierte das unabhängige, verschuldete Prekariat. Unsere Treffen hatten etwas Rituelles, Formales: Ein oder zwei Stunden saßen wir zusammen in meiner Wohnung, hörten Musik, rauchten Gras, erzählten von den Dingen, die in den Monaten zuvor geschehen waren, und gingen danach Kaiserschmarrn essen. Er bezahlte; ich hatte nie Geld. Er sprach von der Welt, in der er sich nun meist als Chef bewegen müsse. Besonders würde es ihm dort nicht gefallen. Eine Welt, in der er eher zu Gast war, als dass er sich in ihr wohlfühlen würde.

An diesem Nachmittag war er angespannt. Erledigt. Am Ende seiner Arbeitstage sei er immer völlig fertig, würde nur noch kiffen und dann ins Bett fallen. Außerdem gebe es Ärger wegen dieser New-York-Geschichte, deren Protagonisten berühmt seien, ohne dass ihre Namen für mich irgendeine Bedeutung gehabt hätten.

Ich steckte mir eine Zigarette an. Er rauchte keine Zigaretten; er hatte nie Zigaretten geraucht. Meine Wohnung kam mir noch unordentlicher vor als gewöhnlich, weil ich sie durch seine Augen sah.

Er hatte eine CD mitgebracht, *Alfredo – The Original Sound of Ibiza*. Wir hörten den Houseklassiker *Promised Land* von Joe Smooth. Dann spielte ich Rhythm & Sound.

Er fand Joe Smooth viel besser, sozusagen authentischer, und weil er das so überzeugt formulierte, gefielen mir die
 Si-Mi-Yah-Versionen plötzlich nicht mehr so gut wie zuvor.

Er schob mir sein Gras rüber: »Dreh mal einen, ist gutes Thaigras; ganz weich und angenehm.« Ich drehte einen Anderthalbblattjoint. Als wir rauchten, sagte er: »Deine Generation dreht immer Joints mit kleinen Papers. Das ist der Unterschied zwischen unseren Generationen.«

Ich redete mich darauf hinaus, dass ich meist nur kleine Blättchen bei mir rumliegen hätte, weil ich es schwierig fände, mit großen Blättchen zu drehen, und am Abend sowieso immer nur einen Minijoint rauchte.

Ich dachte an M. Er hatte in diesen fünfzehn Jahren, in denen er ununterbrochen Hasch in seiner Wohnung geraucht hatte, immer nur kleine Blättchen verwendet. Wir hatten nebeneinander gewohnt und uns in dieser Zeit oft gesehen. M. hatte jedenfalls meist Anderthalbblattjoints gedreht. Eher unelegant und hastig. Wie ich auch.

Vielleicht war es so, dass meine Generation immer allein geraucht hat, während seine Generation mit anderen zusammen rauchte? Wahrscheinlich gab es in meinem Alter einfach weniger Leute, die kifften. Das Kiffen war ja erst in den Neunzigerjahren zum Mainstream geworden.

Er drehte die besten, elegantesten Joints der Welt; dünn und makellos. Er erzählte von Kunstsammlern, die mal eben ein 600 qm Loft in Mitte gekauft hätten und für die die Zeitschrift, für die er arbeitete, die beste der Welt sei. Und mit denen man reden müsse, als lebe man in der gleichen Welt wie sie; einer Welt, in der Geld keine Rolle spielt: »Ja, ich trinke auch immer nur den Champagner von Krug.« In dieser Art rede man in jener Welt und man

müsse dann immer so tun, als sei es für einen selber auch ganz selbstverständlich, diesen superteuren Champagner von Krug zu trinken. Mir sagte Krug überhaupt nichts.
Bekifft sprachen wir von traurigen Kindheitsgeschichten. Ich erzählte von H. Dann gingen wir wieder, wie immer, in dies österreichische Restaurant und aßen Kaiserschmarrn. Im Raucherzimmer. Das Raucherzimmer war natürlich viel verrauchter als die Kneipenräume früher, in denen Raucher und Nichtraucher in der gleichen Luft zusammengesessen und die gleiche Luft weggeatmet hatten. Der Rauch, der zu viel war, erinnerte an die fehlenden Nichtraucher. Gleichzeitig hatte ich ein kleines Déjà-vu in meinem Rausch: Genau so hatte es bei meinem Opa gerochen oder die ersten Male in der Kneipe. Der Rauch war sehr wichtig.

Man war in die Kneipe gegangen.
Man hatte die Tür der Kneipe geöffnet.
Man war in ein anderes Medium getreten.
Als Jugendlicher war ich draußen allein und die Luft war kalt gewesen.
Hier drinnen waren viele, es roch nach Rauch und Alkohol, die Wärme kam von den vielen Körpern der Menschen, die in der Kneipe waren.

»Seitdem ich Chef bin, hat sich mein Freundeskreis nicht verändert. Kein neuer Mensch ist dazugekommen«, sagte er.
»Das verändert sich ganz langsam. So dass du es gar nicht so direkt merkst. Und das ist dir dann vielleicht auch nicht mehr so wichtig.«
Am Ende tranken wir Marillenschnaps. Wie immer. Der Schnaps war super.

Mittwoch, 26.3.08

Es war Mittag und fast Ostern. Wir wollten schön essen
154 | gehen. Das französische Restaurant in der Skalitzer Straße war eine gute Idee. Leider war es in der Nacht abgebrannt. Nun sah es so aus wie im Fernsehen: Die Rollläden aus Blech waren geborsten. Der Bereich vor dem Restaurant war mit einem rot-weiß gestreiften Plastikband abgesperrt. Hausbewohner, Nachbarn, ein paar Männer in Arbeitskleidung und Leute, die nur zufällig vorbeigekommen waren, standen vor der Restaurantruine. Die Unterschiede waren wohl fließend zwischen denen, die irgendwie mit dem Restaurant verbunden waren, und denen, die wie wir einfach nur gucken wollten.

Dies und das und was noch zu retten gewesen war, stand auf den Bürgersteig. Zum Beispiel Tische, Stühle und der golden schimmernde Rest eines Ofenrohrs. Das Polster eines Stuhls war angesengt. Auf diesem Stuhl hatte ich Silvester vor fünf Jahren gesessen. Damals hatte ich mich wahnsinnig geärgert, als die Freunde plötzlich zu *Sex Machine* von James Brown tanzten. Eine lange Geschichte ...

Das Ensemble der kaputten und angesengten Dinge erinnerte an eine Installation. Im Zentrum dieser Installation standen dunkel kreuzbergerisch gekleidete Männer, kollektiverprobte Handwerker vielleicht, sehr verlässliche Leute, die bei keinem Umzug von Freunden und Bekannten fehlen und »hier« rufen, wenns an die Waschmaschine geht. Die Männer wirkten gefasst und still. Ein kleiner Junge fragte, was geschehen sei, und bekam eine ungefähre Antwort.

N. meinte, Schuld sei sicher ein Raucher.

Jemand im Blaumann stand am Rand und rauchte einen Joint. Das Gras roch nach Feierabend. Wahrscheinlich war er schon seit dem frühen Morgen hier. Ein bisschen sahs auch aus wie eine Zeichnung von Gerhard Seyfried.

Dienstag, 8.4.08
Knut sei gestört, sagt ein Tierpsychologe, gibt die *BZ* bekannt.

Wirt erhängt sich wegen Rauchverbot
Stuttgart – Monatelang kämpfte er gegen das Rauchverbot, weil er um die Existenz seiner Kneipe fürchtete. Jetzt sah Gastwirt Uli S. (60) aus Balingen (Baden-Württemberg) offenbar keinen Ausweg mehr.
Er schrieb in einem Abschiedsbrief seine Verzweiflung und die Wut über das Rauchverbot nieder – dann ging er auf den Dachboden seines Hauses. Und hängte sich auf!
Rückblick: 1. August 2007, das Nichtraucherschutzgesetz tritt in Baden-Württemberg in Kraft. Uli S. (seit 30 Jahren Kneipier) ist Besitzer der Szenekneipe »Bären« in Balingen – und wird zum erbitterten Kämpfer gegen das Rauchverbot.
In Leserbriefen an die Lokalzeitungen schimpft er auf den Nichtraucherschutz, schreibt auf seiner Internet-Seite: »Das Land greift massiv in das Eigentumsrecht der Kneiper ein und nimmt die Vernichtung zahlreicher Existenzen in Kauf.«
Tatsächlich sinkt der Umsatz des Wirtes um gut 20 Prozent. Sein Schwager, Dr. Helmut Rathmann (64, Medizinredakteur): »Ulis Existenz war aber noch nicht in Gefahr.«
Trotzdem kämpft der Wirt weiter. Als Uli S. in seiner Kneipe gelbe »Raucher-Armbinden« verteilt, kommen sogar TV-Sender vorbei. Das reicht dem Wirt nicht – er

will eine Sammelklage vor dem Bundesverfassungsgericht durchdrücken. Am Ende spendet er 500 Euro an zwei Kollegen, die gegen das Rauchverbot klagen.
Einer von ihnen ist Wirt Wolfgang Stengel (56) aus Mannheim: »Uli war einer unserer aktivsten Mitstreiter. Erst vor einer Woche hatte er sich noch bei mir über den Stand der Klage erkundigt.«
Die letzten Tage vor seinem Tod macht Uli S. einen niedergeschlagenen Eindruck. Als er nicht zum Abendessen kommt, suchen ihn Verwandte. Schließlich finden sie ihn an einem Strick auf dem Dachboden …
Kripobeamte entdecken auf einem Fenstersims den Abschiedsbrief. Dr. Helmut Rathmann, der Schwager, erzählt: »Ich habe den Brief gelesen. Er war sauber und korrekt mit Kugelschreiber auf einen kleinen Zettel geschrieben. Darin ging es ausschließlich um Ulis Verbitterung über das Rauchverbot. Der Abschied war nicht an Angehörige, sondern lediglich an die Politik gerichtet.«
(*Bild*; 8.4.08)

Mittwoch, 9.4.08

Es war wieder Mittwoch. Ich war in einer komischen Phase. Wie immer eigentlich im Frühling. Die schleichenden Schrecken des Winters waren vergangen. Der März auch. Und eigentlich hatte es begonnen, so ganz allmählich wieder besser zu werden. Nicht so wie früher, wo man sich an ersten Frühlingstagen plötzlich begeistert in Déjà-vus wälzte, wenn die Sonne so schön aussah auf dem Pflaster, auf das sie fiel. Sondern eher so allmählich. Dass man Tag für Tag mehr Licht bekam und öfter draußen war, auch wenn es draußen nicht so schön war, wirkte sich jedenfalls aus. Man war wacher. Was anfangs wie immer auch dazu führte, dass man oft nachmittags schon einen Joint rauchte, ohne den Rest des Tages nun erledigt zu sein. Dass sich mein Haschkonsum erhöhte.

Es war Mittwoch, wie gesagt; ich war so halbwegs zufrieden. Nach Wochen hatte ich endlich mal wieder einen kleinen Text zu Ende geschrieben und an die Redaktion geschickt. Und abends war ich beim Fußball. An diesem Abend tauchte J. wieder auf. Ich freute mich sehr, als ich ihn sah. Ein Jahr lang hatte der kleine Italiener bei unserer Betriebssportgemeinschaft mitgespielt. Ein umsichtiger, technisch versierter Fußballspieler, der nicht viel Worte machte. Ich fühlte mich mit ihm verbunden, seitdem wir uns zufällig einmal um sieben Uhr morgens im Tresor begegnet waren und zusammen gekifft hatten. Ein paar Jahre war er nicht mehr da gewesen. S. hatte erzählt, er sei Christ geworden, rede nun ständig von Nächstenliebe und helfe alten Frauen.

Er verletzte sich beim Spiel und musste aufhören. Kurz darauf bekam ich einen Ball auf die Nase, taumelte, Blut tropfte, und ich hörte auch auf. Dann standen wir unter der Dusche. Er sagte, er habe gerade mit dem Rauchen aufgehört und dass es gut sei, sich von so einer idiotischen Abhängigkeit zu lösen. Außerdem verbessere sich auch der Sex. Das stimmte vermutlich alles.

Donnerstag, 10.4.08

Eine von der Künstlersozialkasse angestrengte Vollstreckungsmaßnahme hatte gegen mich vorgelegen. Voller Panik war ich durch die Gegend gerannt und hatte überall so oft gerufen »Ich krieg zu wenig Geld«, dass es mir

danach schon etwas peinlich gewesen war. Man hatte mir aber geholfen, und mit dem Geldscheinbündel war ich
 zum Hauptzollamt gefahren.
Das riesige Gebäude schien fast so groß zu sein wie der Palast von Ceauşescu und beherbergte viele seltsame Behörden. Zum Beispiel das Wasser- und Schifffahrtsamt. Der Eindruck war vor allem grau-braun und seltsam Sixties. Die Mitarbeiter sahen so ähnlich aus. Die meisten waren wohl um die fünfzig und zuvorkommend. Alle Männer trugen wie ich einen Parka. Es gab viel Patina an den Wänden, die zuletzt vor dreißig oder vierzig Jahren gestrichen worden waren. Dass alles an früher erinnerte, passte gut, denn es ging ja um Schulden. Ich vergaß aber zu fragen, wieso das Zollamt mit der Vollstreckung meiner Schulden bei der KSK beauftragt war.
Ich fühlte mich wohl. Wie ich mich oft irgendwie wohl und aufgehoben in Behörden fühle. Im Meldeamt. Im Finanzamt. Bei der KFZ-Anmeldestelle. In der Wahlkabine. Im Gericht oder beim Zahnarzt. Das war mir alles sofort vertraut. Meine Mutter hatte in der Kreisverwaltung als Phonotypistin gearbeitet. Sie hatte immer Platten abgetippt. Als kleiner Junge war ich oft nach der Schule ins Kreishaus gegangen, um dort zu warten oder mir den Hausschlüssel abzuholen.
Ich fühlte mich also wohl, scherzte mit Mitarbeiterinnen, bezahlte die Schulden und kaufte mir danach – in einem kleinen, seltsamen Lampengroßhandelsgeschäft in der Möckernstraße – eine neue Schreibtischlampe. Sie sah aus, wie meine Schreibtischlampen immer ausgesehen hatten. Nur war sie weiß. Die Sonne schien. Alles war prima.

Freitag, 11.4.08
Nachdem ich die Nachricht von dem Preis bekommen hatte, lief ich aufgeregt in meinem Zimmer hin und her, hüpfte ein paar Mal probeweise in die Luft, machte eine CD von Hans Nieswandt an, ging lange spazieren und kaufte eine Flasche Champagner bei Karstadt.
Abends guckten wir ein paar Folgen von *The Wire*.
Komisch, dass das Ambiente der ersten Folgen, die 2002 gedreht worden waren, so altmodisch und fern wirkt. Dass also die gerade vergangene Vergangenheit im Film ferner wirkt als meinetwegen die Siebzigerjahre.

Dienstag, 15.4.08
Die erste Begegnung mit S. liegt ungefähr zehn Jahre zurück. Ich hatte mich mit ihrem Freund, einem jungen Schriftsteller, verabredet. Die Themen, um die es in seinem Buch ging – Internet, Techno, Drogen – hatten mich sehr interessiert. Er war sich nicht so sicher mit den Sexpassagen in seinem Roman, ich fand es – wie auch S. – ganz prima, dass die Sexpassagen nicht wirklich souverän waren und in diesem Zwiespalt – zwischen Begehren und Unsicherheit – direktere Anschlussmöglichkeiten für Leser boten. Man geht ja davon aus, dass Unsicherheit beim Sex der Normalfall ist. S. stimmte mir zu.
Ein anderes Mal hatten wir uns nur kurz gesehen; in irgendeinem besonders heißen Sommer; draußen vor der Morena Bar. Die Jungs hatten Pager, das war damals grad modern. Sie hatte ein großes Handtuch dabei und sagte, sie würde gleich in den KitKatClub gehen, der damals noch in der Ohlauer Straße war. Weil der Sommer so heiß war, sei im KitKat eine Art Planschbecken aufgebaut worden. Ich hatte mich nicht getraut mitzukommen.

Einmal hatten wir uns dann bei einer Vernissage getroffen. S. war auf einem großen, schönen Aktfoto drauf, das eine Freundin gemacht hatte.
Ich hatte das Gefühl, dass Leute ihr aus dem Weg gingen. Theoretisch fanden sie es vielleicht okay, dass sie sich prostituierte, praktisch konnten sie nicht damit umgehen.
Ihr Buch war enttäuschend: Alles ist superclean – es gibt keine Unsicherheiten, Ängste. Die Drogen, die sie im echten Leben genommen hatte, waren durch Alkohol ersetzt worden. Glatte schöne Körper, der Körper eines Ministers auch, über den sie sich lustig macht. Eine cleane Aneinanderreihung sexueller Akte. Manchmal fast absurd; wenn nach einem Dreier tatsächlich ein Vierer kommt. Oder:
»Solchermaßen eingeladen ließ ich mich in ihren Busen fallen …«
»In männlicher Nacktheit und mit männlicher Entschlossenheit beförderte er die Decken vom Bett auf einen Stuhl …«
»Die beiden waren trotz ihres Wohlstands völlig normale Menschen …« (Sophie Berlin: *Freudenmädchen Sophie*, 2008)

Dienstag, 29.4.08
Der Traum spielte am 1. Mai. Ich demonstrierte mit der Hedonistischen Internationalen und war ganz verliebt in meine Mitdemonstranten. Mit großem Lärm jagten uns die Polizisten. Wir rannten weg und versteckten uns am Rand. Die Polizeieinheiten mit ihren Schlagstöcken und Schildern zogen an uns vorbei. Ein junger Polizist war so erschrocken wie wir, als er uns plötzlich sah. Die Angst, die wir gemeinsam hatten, verband uns. Es war ja wie Ver-

steckspielen oder Kriegen in der Kindheit. Wir unterhielten uns sehr nett miteinander, und jemand sagte, siehst du da unten am Wasser, da sitzt Elton John mit seinem Freund. Elton John war höchstens dreißig. Ich sah ihn auch nicht ganz genau, wollte fotografieren, ließ es dann aber. Und stand dann früh auf, weil ich die Kritik zu dem schönen Film *1. Mai* noch fertig schreiben musste.

Mittwoch, 30.4.08

Ich hatte mir lange überlegt, was ich anziehen sollte. Eine Stunde lag saß ich in Anzughose und den schwarzen Schuhen, die ich letzte Woche gekauft und bis jetzt noch kein einziges Mal angezogen hatte, vor dem Fernseher, guckte Champions League, Chelsea gegen Liverpool, hörte Rhythm & Sound, lutschte eine Tablette gegen die Halsschmerzen, zog mich dann wieder um – der Nachteil der Anzughose war ja, dass Sachen so schnell aus der Hosentasche fallen konnten, die schicken Schuhe kamen mir ein bisschen zu groß vor, in den Sneakers würde ich besser tanzen können. Ich schmierte mir Anti-Stress-Creme ins Gesicht und brach dann auf. Wie schnell die Zeit doch vergangen war.

Auf dem Weg zur Party am *taz*-Café vorbei. Einige saßen draußen. Hinter dem Tresen stand I. und legte auf. Niemand tanzte. Es war elf, und kaum noch Leute waren bei der Rudi-Dutschke-Straßen-Eröffnungs-Party. Ich schloss das Fahrrad ab, stand schon in der Tür, mit der Vorstellung, nun mit I. eine Zigarette zu rauchen, als mir einfiel, dass es im *taz*-Café verboten war zu rauchen. Machte kehrt und fuhr Richtung Prenzlauer Berg.

Q. und seine erfolgreichen Freunde: S. und der Chefredakteur von X und ein junger Typ von F. und T. mit seinem besten Freund, der genauso hieß; M., die den Techno-Film gemacht hatte, und ihre DJ-Freunde und Ka. und Ha., die um zwei schon gingen und P. von der *Welt* und T., der 68er Kommunekünstler und noch viele andere mehr. K. legte Techno im hinteren Raum der Kneipe auf. Es tanzten nur sporadisch welche.

»Ihr kennt euch, oder?«

»Vom Sehen.«

Er wusste, wer ich war; ich wusste aber nicht, wer er war. Er saß mit einer jungen Freundin am Tresen. Ihre Augen strahlten.

Viele gratulierten mir zu dem Preis, den ich »einfach so« bekommen hatte. Und ich wusste nicht so recht, was ich sagen sollte.

A. hatte Pulver mit: »Willst du ein wenig?«

»Klar.«

Wir tauchten den kleinen Finger, den wir zuvor nassgemacht hatten, in das Papierbriefchen.

»Wolln wir uns ne Pille teilen?«

»Klar!«

Die Pille war blau. Irgendwann begann die Wirkung einzusetzen, und ich begann zu schwitzen. Aber alles war ja noch so durcheinander, nichts hatte sich gelegt; die Leute gingen nervös hin und her und blieben immer nur kurz irgendwo, wo sie gewöhnlich mit jemandem sprachen. T. ging für sich da-, hier- und dorthin oder saß in der geschützten Ecke des Tanzraumes. Q. hatte 77 Pillen eingekauft und Turnschuhe an und ging von einem zum anderen: »Magst du ne Pille? Ist doch ne gute Party, oder?« Jeder sagte ja. Kaum einer tanzte. Viele hatten keine Pille nehmen wollen oder waren so routiniert im Pillen-Nehmen, dass man ihnen nichts anmerkte. Oder sie saßen zu viert auf Barhockern an einem Tisch, redeten über die Stadt und das Berufliche, das bei den meisten auch mit der Stadt zu tun hatte, in der wir lebten und grad feierten. Sie nennen es Arbeit.

Freie Autoren und Redakteure bei dieser oder jener Zeitung, bei diesem oder jenem Magazin. Einige schwul, die meisten in ihren Dreißigern; durchschnittlich zehn Jahre jünger als ich. Wir sprachen die gleiche Sprache. Die Missverständnisse, die es da und dort gab, waren anders als die, die mir oft im Umgang mit Gleichalten oder Älteren begegnen. Bei ihnen waren sie eher technischer Natur. »Hast du Lust, darüber zu schreiben?«

Wenn die Leser wüssten, dass die Schnittmenge freier Autoren, die für die *taz* und die *Welt* schreiben, so groß ist, würden sie sich vielleicht wundern. Das würde sie kränken.

Es war vielleicht drei. G., der manchmal wirkte, als wäre er aus einem Lothar-Lambert-Film, ein bodenständiger Berliner Schwuler mit angegrautem Seehundbart in schwarzer Lederhose und Lederjacke, hatte irgendwie den Überblick verloren. Eine Frau hatte ihm »hallo!« zugerufen. Eine andere hatte ihn angestupst. Er war da sehr empfindlich. Ich bewunderte ihn irgendwie. In den siebzehn Jahren, seitdem er das Lokal mache, habe sich noch nie jemand beschwert, sagte er, aber nun, und ob man nicht die Bässe rausdrehen könnte, und dann würde sich in den nächsten siebzehn Jahren auch keiner mehr beschweren.

Aber das habe man doch schon gemacht, sagte Q., obgleich auch er natürlich merkte, dass noch viele Bässe drin

waren. Er rief dann die Frau an, von der er die Anlage geliehen hatte. Sie schlief schon, war etwas ärgerlich, erklärte dann aber lange, welche Kabel man wo rausziehen müsse, damit kein Bass mehr stören würde.
Die zwei Männer an der Bar waren genervt von uns. Überall standen wir im Weg, ständig stellten wir die üblichen Arbeitswege zu. Wir gingen vor die Tür und rauchten vorgedrehte Tüten. S. wollte mit mir eine Führung durch den Keller der kleinen, schwulen Gastwirtschaft machen. Es gab einen Darkroom, in einem Raum stand ein großes Bett mit einem Spiegel darüber, und es gab wohl auch so Sachen, in die man sich reinsetzen konnte, um besser gefickt werden zu können.
Die Atmosphäre leicht sentimental. Nostalgie für Sex.

Donnerstag, 1.5.08

1. Mai: In der Adalbertstraße, ein paar Meter weiter, schob ein Mann einen Einkaufswagen mit seinen Habseligkeiten umher. Er war vielleicht Mitte fünfzig und trug ein rotes T-Shirt, auf dem in weißen Buchstaben stand: »Ich will mich verlieben!« Er schaute ein bisschen verstört, als ich ihn anschaute.

Freitag, 2.5.08

Sie stand in der Mitte des Zimmers. Sie trug ihren blauen alten Pullover, den sie eigentlich immer anhatte. In der Hand hielt sie ein T-Shirt in Lachsrosa, das optimistischer aussah und gut zu dem schönen Frühlingstag passte. Ratlos schaute sie auf den geöffneten Kleiderschrank: »Das gehört mir alles nicht. Die Sachen sehen aus wie meine

Sachen, aber sie gehören mir nicht. Ich muss diese Sachen wohl gestohlen haben. Das sieht man auch daran, dass die Sachen viel zu groß sind.«

»Du hast vor fünf Jahren aber auch das Doppelte gewogen.«

»Das kann doch nicht sein.« Sie lachte ein bisschen. Es war, als würde sie ein Theaterstück aufführen. Ich dachte an die Buddhareden, die ich als Teenager so gern gelesen hatte. Zu lernen war immer gewesen: »Dies ist nicht mein. Dies bin nicht ich. Dies ist nicht mein Ich.« Als ich ging, sagte sie wieder, dass sie heute ganz bestimmt rausgeschmissen werden würde. Und die Zeitungen würden über diese komische alte Frau berichten, die nackt durchs Dorf irren würde.

Samstag, 3.5.08

Als ich die Schlange vor dem Eingang sah, wurde ich schüchtern, stellte mir vor, man würde mich vielleicht abweisen. In einem größeren Bogen ging ich um den Eingang herum, schloss mein Rad ab und ging spazieren. Die Lichtenberger Straße zum Strausberger Platz. Alles war dunkel und kaum jemand auf der Straße. Nur eine dicke Frau, die ihre Dackel spazieren führte. Und ich dachte daran, wie ich zehn oder zwölf Jahre zuvor auch allein in den Zeiten der Loveparade in der Gegend des Tresor spazieren gegangen war und die zwei Pillen, die ich dabeihatte, erst in unterschiedliche Hosentaschen getan und mich dann selbst abgetastet hatte. Und weil ich die Pillen hatte fühlen können, hatte ich sie mir dann in die Strümpfe gesteckt und einmal auch in die Unterhose und mir vorgestellt, wenn der Türsteher mich auffordern würde, meine Schuhe und

Strümpfe auszuziehen, würde ich sagen: »Mach ich nicht«, und wieder nach Hause gehen.

Zum Glück saß L. auf einem Barhocker am Eingang der Bar 25. Es irritierte sie kurz, mich hier zu sehen. »Das ist ein Freund von mir. Kannst du dem einen Stempel geben?«

Außerhalb der Bar war die Musik eher leise.

»Bist du nicht der mit dem komischen Namen?«, fragte jemand. Wie viele hier trug er einen hellen Sommerhut. Seine Freundin wirkte kuschlig rund und hatte blonde Haare.

»Wie war dein Name noch? ... Klar!«

Plötzlich stand G. da. Er war noch größer und braungebrannter, als ich ihn in Erinnerung hatte. Er machte nun nicht mehr Bühnenbau, sondern irgendeinen Taucherschein und erklärte mir die Reihenfolge, die unterschiedlichen Stufen der verschiedenen Taucherscheine, die vor allem von drei weltweit operierenden Verbänden abgenommen und ausgestellt würden, und was es bedeutete, sie zu haben. 1999 habe er seinen ersten Taucherschein in Thailand gemacht; den nächsten dann in Ägypten. Das Ziel sei es, Instructor zu werden. Das sei das höchste Glück. Und danach gebe es noch den Instructors' Instructor. Und beim Tauchen hätte er auch bemerkt, wie wenig Luft er habe. Und deshalb würde er auch nicht mehr rauchen. Er erzählte vom Nichtrauchen. Tabakersatzstoffe aus England würden ihm dabei helfen. Er habe auch einige Freunde von diesen Dingen überzeugt.

»Und wie ist es mit dem Kiffen? Rauchst du jetzt pur?«

»Nö; mit diesem Kräutertabak eben. Nikotin kommt mir nicht mehr in die Tüte.«

Thema: Untermieter.

Thema: Leben.

Es sei ja nicht so einfach. Wenn man so oft immer für zwei

Wochen auf Arbeit irgendwo sei, in Nürnberg oder Madrid. Die sozialen Kontakte schliefen ein. Was ich trinken wolle?

»Bier!«

Ein Freund winkte. Er arbeitete in einem Krankenhaus und erzählte, er wolle sich nun selbständig machen. Sie sprachen über Arbeitsmöglichkeiten in Dubai. Eine Woche arbeiten; zwei Wochen frei.

»Die Fusion?«

»Jahre her.«

Dies Jahr würden 40 000 erwartet. Zu viele. Das gehe nicht mehr. Deshalb gebe es dies Jahr keine Werbung, und das Line-up werde zuvor auch nicht bekanntgegeben, und im letzten Jahr sei es ja schon so gewesen, dass Sven Dohse und Gianni Vitiello unter Pseudonym aufgelegt hätten. Drinnen war es angenehm, inmitten der Leute zu tanzen. Die meisten waren mit ihren Freunden gekommen. Junge Touristen in Gruppen. Französisch, Spanisch und Englisch. Sie riefen »1, 2, 3 – Wodka!« und stießen an.

Ein klasse Urlaubstag in Berlin. Der Rückweg schien länger zu sein als der Hinweg und die Gegend, in der ich wohnte, war wie eine andere Stadt. Vor allem zu Hause.

Mittwoch, 7.5.08

Ich kramte in alten Schubladen auf der Suche nach Bildern von H. Es war beruhigend, in den vielen Negativen von früher herumzusuchen. An manches konnte ich mich ganz präzise erinnern; anderes war schon weit weg.

G. rauchte wieder. Mit einer schönen Selbstverständlichkeit erzählte er von seinen Versuchen, via Facebook und MySpace eine neue Freundin zu finden. Mir gefiel die offene Art, mit der er Sachen zur Sprache brachte, die anderen als peinlich galten. Er sprach humorvoll, mit Ernst, aber auch selbstironisch über seine Wünsche und Defizite.
Er sagte: »In Trappenkamp war ich ein Star.«
Ich antwortete: »Dein Ruhm reichte bis nach Bad Segeberg.«
Er korrigierte mich: »Mein Ruhm reichte bis in die Außenbezirke von Bad Segeberg.«

Donnerstag, 8.5.08

Die Eröffnung des neuen, großen Kaiser's in der Bergmannstraße hätte eigentlich ein Fest sein sollen. Auf dem Bürgersteig vor dem Supermarkt waren Stände aufgebaut mit Blumen, Luftballons und Fahrrädern. Die Räume entsprachen internationalen Supermarktstandards. Der alte Kaiser's war ja etwas eng gewesen. Manchmal hatte man sich ja tatsächlich einen Kaiser's gewünscht, der so groß wäre wie der zweistöckige am Kottbusser Tor.
Als ich das letzte Mal in diesem Kaiser's am Kotti gewesen war, hatte ich den letzten Beatnik-Dichter getroffen. Laut und fröhlich hatte mich der alte Freund begrüßt. Er hatte mitgenommen ausgesehen und nach Pisse gestunken und mir vorgeschlagen, einen Tee trinken zu gehen. Ich hatte gesagt, ich hätte keine Zeit.
Die Gänge im neuen Kaiser's waren doppelt so breit wie die im alten. Bei den Suppen stand »Superpreis!: 1,99«. Im alten Kaiser's waren sie, glaube ich, billiger gewesen, und es hatte auch nicht »Superpreis« drunter gestanden. Alles

war neu, und auch die Menschen waren andere. Nur einen der Wachleute und eine ältere Verkäuferin meinte ich wiederzuerkennen. Der Rest der Belegschaft war wohl ausgetauscht worden. Ich stellte mir vor, alle hätten zuvor die Anweisung bekommen, zum Friseur zu gehen.

Die fünf, sechs Penner, die immer vor dem alten Kaiser's gestanden und Bier getrunken hatten, waren nicht mit umgezogen. Nur zehn Meter vor dem Geschäft hatte der Gehörlose mit seinem Einkaufswagen gestanden. Ich war zu ihm gegangen und hatte gesagt, es sei ja schade, dass der alte Kaiser's nun weg sei. Er hatte lächelnd etwas gesagt, was ich nicht verstand, und auf seine Gehörlosigkeit verwiesen, und ich hatte versucht, meine Lippen beim Sprechen ganz deutlich zu bewegen. Und die Bergmannstraße hatte an diesem Abend wie die Rache vom Kollwitzplatz ausgesehen.

Freitag, 9.5.08

Die meisten verstehen nicht, weshalb ich den Karneval der Kulturen so toll finde: die Leute, die Vielfalt, auch das Prollelement. Großmutters Suppe am afrikanischen Stand. Freunde sitzen kiffend auf einem Mäuerchen vor meinem Edeka-Markt. Wir stehen im Backstagebereich von *radiomultikulti*. Tiger hat seine Lederjacke zu Hause vergessen und stattdessen ein AC Milan-Trikot von Kaká an. Manchmal nimmt er seine Mütze ab und setzt seine Sonnenbrille auf, damit ihn die Leute nicht erkennen und zuquatschen. Neben ihm sitzt der Schauspieler Oktay Özdemir auf einer roten Bank. Er kennt Tiger nun auch schon eine Weile, lacht sich schlapp und beglückwünscht ihn zu dem Interview, das er grad dem RBB gegeben hat. Ich freue

mich, ihn kennenzulernen, ich halte ihn für einen Kiffer, er ist schon leicht angetrunken, wie viele hier. Wir sprechen über Ströbele. Er findet ihn super. Wie er dann auch immer am 1. Mai geredet hat, »oder auch bei der Hanfparade«.
»Ja klar.« Super.
Früher spielte Tiger im zentralen Mittelfeld. Er war mal richtig gut, hatte aber keinen Manager. Ich erzähle, wie ich mir grad eine PS2 gekauft hatte. M. sagt, er habe Angst, sich eine Playstation zu kaufen. Dass man da dran klebenbleibe. Als Kind habe er Klavier üben müssen. Und weil die Tage deshalb so vollgepackt gewesen seien, habe er gelernt, jede freie Sekunde zu nutzen, sei immer rausgerannt auf die Straße. Auch deshalb erschrecke es ihn, wie so viele Migrantenjugendliche ihre Lebenszeit vertuen an der Playstation; wie viel die auch kifften. Jugendliche, die nicht nur Bong rauchten vor der Schule; tatsächlich auch welche, die jede Viertelstunde aufs Neue rauchten, weil sie sonst die Tage nicht ertragen könnten. Viele hätten auch gar keine Playstation. Die Playstation sei ja viel zu teuer, ein Wunschtraum.
Woher sollten sie auch das Geld dafür haben, wenn sie jede Viertelstunde kifften.

Dienstag, 13.5.08

Vor zwei Wochen noch, als ich die, die ich für mich immer die Schöne genannt hatte, wieder hinter der Fleischtheke sah, erinnerte ich mich daran, wie ich vor Jahren einen Sommer lang in sie verliebt gewesen war; ich hatte sie einfach toll gefunden und mich immer sehr gefreut, wenn ich sie gesehen hatte. Und manchmal, wenn mein Gesicht im Spiegel zu fertig ausgesehen hatte, hatte ich einen Besuch bei Kaiser's auch verschoben.

Alle waren nett: Die Dünne hinter der Fleischtheke erklärte mir manchmal, was für Sachen man für Königsberger Klopse braucht. Die etwas Füllige an der Kasse hatte ein sehr schönes, leicht verschmitztes Lächeln. Es gab den Freundlichen, der, glaube ich, jugoslawische Vorfahren hatte und vor ein paar Wochen zu einer Kundin gesagt hatte, eigentlich seien alle, die an der Kasse arbeiteten, Akademiker. Er habe zum Beispiel BWL studiert und sei staatlich geprüfter Betriebswirt. Und ich hatte dann daran gedacht, wie man früher als stolzer Student des Fachbereichs Philosophie und Sozialwissenschaften auf die BWLer fast mitleidig herabgeblickt hatte, irgendwie stolz darauf, etwas Brotloses zu studieren. Aber auch daran, wie viele Freunde, die auch etwas Brotloses studiert hatten, zuweilen in Supermärkten arbeiteten. Und später dann: Wieso einem die Dozenten an der Uni, die ihr Geld doch mit Brotlosem verdienten, immer mit so großer Begeisterung erzählt hatten, dass man sich keine Illusionen darüber machen sollte, mit dem, was man dort lernte, später auch sein Geld verdienen zu können.

Montag, 19.5.08

Ich setzte mich hin und trank das Bier, das U. mir hingestellt hatte. Der Fernseher lief wie immer in seinem Zimmer – eine DVD mit rumänischen Kurzfilmen –, während U. noch wichtige Dinge an seinem Computer erledigte und sich dafür entschuldigte, dass er sich grad nicht um mich kümmern könne, was mich aber auch nicht weiter störte. Ich war guter Dinge, weil ich mir am Nachmittag neue Anziehsachen gekauft hatte, ohne in Panik zu fallen. Als Z., mein alter Raverfreund, kam, war es schon eins. Wir saßen da und rauchten und redeten über die letzten

Tage. Als wir fertig geredet hatten, gingen wir in den Club, wo Freunde später auflegen sollten. Der Club war gut besucht. Wir langweilten uns ein bisschen, und Z. erzählte von norwegischen Riesenfrauen, die überall hier herumstehen würden. Ob wir das auch schon bemerkt hätten. Aber das stimmte nicht.

»Hast du Lust, was zu rauchen?« – »Lieber draußen.« Er wollte den Leuten vom Club keine Schwierigkeiten machen. Grad habe ihm nämlich jemand erzählt, dass Zivis hier seien. Draußen erinnerte er sich, der frühere Ostler, an 89. Wie toll er damals Amerika gefunden habe und wie doof die USA nun seien und wie furchtbar, dass einem nun wieder überall vorgeschrieben werde, wie man sein Leben zu leben habe.

Als Freiberufler fühlte ich mich nicht so bedrängt. Ich sagte, es wäre doch auch blöd, wenn alle so wären wie wir. Es sei doch gut, auf der Seite der Andersdenkenden zu sein; zumindest in der Großstadt. Kommunikationsmäßig auch. Und ob es denn tatsächlich notwendig gewesen sei, wegen dieser minimalen Haschzigarette rauszugehen. »In Kreuzberg machen die die Rudi-Dutschke-Straße, und du willst zum Kiffen nach draußen gehen! Na hör mal!«

Als wir zurückkamen, stand plötzlich der letzte Beatnik-Dichter in unserem Club. Wach leuchteten seine Augen im bleichen Gesicht. Er wirkte fremd hier unter den jungen Gutaussehenden, und es überraschte mich, als er sagte, er sei hier Stammgast. Wie immer erzählte er, dass er grad auf Entzug gewesen sei – »Du weißt schon …« –, aber jetzt sei wieder alles okay.

»Und neulich am Kotti?«

»Da war ich nur, um zu recherchieren.«

»Und jetzt substituierst du mit Hasch?«

»Genau.« Er packte das Hasch direkt am Tresen aus. Wir rauchten und sprachen über dieses Außenseiterding; wie man sich halt immer ganz automatisch überall eher fremd gefühlt hatte.
Die Zivis sahen aus wie alle und sagten nichts.
Wie mein alter Raverfreund Z. würde auch der Beatnik demnächst fünfzig werden. Mein Raverfreund verwandte viel Energie darauf, jung auszusehen; dem Beatnik war das egal. Es gab ein Werk in seinem Inneren, nur war es ihm noch nicht gelungen, es auch auszupacken. Die erste Version seines großen Romans, an dem er die letzten fünfzehn Jahre gearbeitet hatte, sei nun aber endlich fertig geworden. Endlich stehe zumindest das Gerüst.
Wir standen am Rand. Allein, im Jackett, die Augen geschlossen, tanzte der letzte Beatdichter dann noch eine Weile.

Montag, 26.5.08
H.s Einzimmerwohnung im Wedding war dreckig und durcheinander. Nur einmal war ich dort gewesen; vor zwanzig Jahren. Komisch, dass so tolle Platten noch da waren, so wichtige: die rote und die blaue Beatles-Zusammenfassung, die Anfang der Siebziger, als wir angefangen hatten, Musik zu hören, herausgekommen waren, Marc Almond – *Violent Silence*; ein Live-Bootleg von T. Rex, *Shut Up and Dance*. Die Musik, die H. mir damals aufgenommen hatte. Kistenweise alte Zeitungen; *Zitty*-Jahrgänge von Anfang der Neunziger mit Stups und Krümel. Die zwei Bände Heidegger über Nietzsche. *Sein und Zeit*. Uwe Johnson, *Jahrestage*. Brinkmann, *Rom, Blicke*. Vieles wirkte ungelesen. Die Bomberjacke. Der Bass. Die Gitarre. Alles total eingestaubt.

Ein schönes Stillleben aus Rost und Natur in der Küche. Ein altes Röhrenradio. Kunstwerke von Freunden, zu denen es wieder andere Geschichten zu erzählen gab. Das Kunstwerk von A. war kaputt. Und G. hatte mit der Kunst aufgehört, nachdem seine Freundin gestorben war. »Auch schon ne Weile her.« T. sagte, H. habe früher einmal Fotograf werden wollen. Vielleicht war er deshalb so kritisch gewesen, als ich ihm meine Fotos gezeigt hatte.

Die Weddinger Wohnung war ein lange vor seinem Tod abgeschlossenes Kapitel seines Lebens gewesen. Sie stammte aus der Zeit, als er enttäuscht die Uni verlassen und mit dem Schreiben angefangen hatte, und kostete 130 Euro Monatsmiete. Ganz früher nur habe auf dem kleinen Balkon mal ein Sessel gestanden. Die Toilette in der Nebenwohnung, bei Frau Durst, einer Trinkerin.

T. sagte, dass H. seinen Vertrag bei der *taz* nie unterzeichnet habe. Um seine Unabhängigkeit nicht zu verlieren. Das war ihm sehr wichtig; immer sagen zu können: Ich habe meinen Vertrag nicht unterschrieben.

Im Treppenhaus eine junge Frau, Türkin, die sehr geschafft wirkte. Sie verdiente zu wenig; ihre Arbeit war doof. Vielleicht gab es noch Ärger in der Familie. Als käme sie aus einer Sozialreportage.

Sonntag, 1.6.08

Die Zahnschmerzen formten ein gleichschenkliges Dreieck in meinem Mund. Ich riss ein Stückchen Haut aus dem Nagelbett des rechten Daumens, aber so, dass es nicht anfing zu bluten. Weil es plötzlich Sommer war und warm überall, rauchte ich am Nachmittag einen kleinen Joint in der Wohnung. Später wurde ich müde. Ich bekämpfte die Müdigkeit mit Zigaretten, Kaffee, Autofahren. Der Sommer wurde intensiver, aber ich war selbst noch nicht ganz da. Dann guckte ich Fußball. WM 1972; England – Deutschland 1:3. Lange hatte ich die DVD gesucht, schließlich hatte ich sie in dem Keller-Kiosk bekommen, in dem vor zwei Jahren ein Mann versucht hatte, einen anderen zu töten. In dem Kiosk von Frau Schmidt hatte wochenlang ein Fahndungsplakat der Polizei gehangen.

Die deutschen Spieler machen beim Handschlag einen Diener. Doch die Regelung, dass man beim Handgeben einen Diener macht, ist schon etwas aufgeweicht. Der rechte Außenverteidiger Horst-Dieter Höttges verbeugt sich fast übertrieben; andere verbeugen sich eher angedeutet. Der linke Außenverteidiger, der damals zwanzigjährige Paul Breitner, verbeugt sich überhaupt nicht. Bei der Nationalhymne bewegt niemand auch nur die Lippen. Das Mitsingen hat erst so richtig nach 89 angefangen. Beide Nationalhymnen werden schnell, fast rockig von der Militärkapelle auf dem Platz gespielt. Die Zuschauer rufen: »IAO – England ist k.o.«, und »Deutschland vor – noch ein Tor!«

Sonnenuntergang über der Oberbaumbrücke.
Ein Schlumpfeis bitte!
Kindergärtnern:
»Wir heißen dich herzlich willkommen
in der Mühle mit dem Versteck.«
Vielleicht wird er später mal Schauspieler werden.

Dienstag, 3.6.08

Das Gras im Volkspark Friedrichshain war schon ein bisschen versteppt. Das Gras auf dem Fußballplatz sah dage-

gen sehr gut aus. Den halben Tag war es besprengt worden. Die, die hier trainierten, spielten auf einem ganz okayen Niveau. Barfuß und leicht angeschickert – wir feierten S.s Geburtstag – war ich zu dem Platz gegangen und guckte zu. Sie spielten vier gegen vier auf ein Tor. Der eine hatte den anderen gefoult; der Gefoulte lag auf dem Boden. Das Foul war fies gewesen. Einer hatte noch halb auf dem Boden gelegen und das Bein kurz gehoben, als der andere vorbeirennen wollte. Aber so getan, als wenn nichts wäre. Mit einem zugleich erschrockenen und wütenden Ruf war der andere dann schön hingeflogen. Und der Torwart, der alles gesehen hatte, rief: »Frankie, du Schwein, du hast ihn berührt!«
Am Abend eine schöne Sendung über Gamer bei *arte*. Die ständige Überforderung, der das Hirn ausgesetzt wird in den virtuellen Welten. Das Hirn sei dafür nicht konstruiert und geschaffen.

Donnerstag, 5.6.08
H.s erster Todestag. Man könnte einen Moment vielleicht innehalten, eine Kerze oder Räucherstäbchen anzünden und an ihn denken. Dazu sind solche Tage ja da, dass man sich einen Moment erinnert. Im Moment des Erinnerns an jemanden, der tot ist, relativiert sich vieles und ist erst mal nicht mehr so wichtig. Viele Menschen lehnen das ab. Sie fühlen sich so ganz sicher im Leben stehend und wollen nichts mit dem Tod zu tun haben.

Sonntag, 15.6.08
Ich guckte in dem türkischen Lokal in der Nachbarschaft, in dem ich vor Jahren schon einmal das WM-Spiel der Türkei gegen Brasilien gesehen hatte. Seitdem war ich nur noch selten da gewesen. Erst jetzt fiel mir auf, dass es ein Fenerbahçe-Lokal war. Bis auf die Bedienung waren in dem Lokal nur Männer. Ich war so sehr für die Türkei, wie ich nur selten für Deutschland bin, was auch mit der Spielweise zu tun hat und vielleicht auch damit, dass die Männer in dem Lokal supergespannt und meist still, also sehr angenehm waren.

In der Pause lief ich nervös rauchend vor dem Lokal hin und her. Zwei kleine Jungs hatten ein kleines Megaphon mitgebracht und lächelten sehr nett.

Beim Stand von 2:0 sagte der Mann, der mich in dem Lokal begrüßt hatte, nun sei es aus und vorbei, und war ganz fatalistisch. Ich sagte, nun gut – die Türken müssten doch nur ein Mal treffen.

In dem Moment, als einer der Männer dabei war, beim Stand von 2:0 für Tschechien auf die Türkei zu setzen (in diesem ans Internet angeschlossenen Wettautomaten), schossen die Türken das 1:2.

Dann waren die türkischen Männer ganz außer Rand und Band. Die meisten sahen gut aus. Einer trug die türkische Fahne fast wie ein Lätzchen über seinem Bauch. Andere trugen sie wie Harry Potter seinen Zaubermantel. Es sah auch gut aus, wie diese ganzen blankgeputzten, glänzenden Autos durch die Gegend fuhren und hupten. Ab und an winkte man und fühlte sich nur ein bisschen außerhalb – letztlich ist man ja auch nicht so der Jubeltyp.

Dienstag, 17.6.08

Ich suchte einen Ort, an dem beide Spiele gezeigt wurden, und landete wieder im Vereinslokal von Türkiyemspor. Das Lokal war halb voll. Vor der Leinwand waren zwei Reihen mit Stühlen aufgebaut. Diesmal stand ein anderer Mann hinter dem Tresen. Er fragte, was ich trinken wolle. »Ein großes Bier.« Ich kam ja gerade vom Fußballselberspielen und hatte großen Durst.

Er fragte, ob ich ein Beck's oder ein Grafenwalder Pils haben wolle. Das zweite Bier, ein Gummibier in einer Plastikflasche, könne er mir empfehlen. Es koste auch nur 1,50. Ich nahm ein Beck's und sagte, in der zweiten Halbzeit würde ich das andere nehmen. Er fragte, für wen ich sei. Ich sagte Rumänien; er sagte Holland. Ich spulte noch hastig drei Nebensätze ab, die erklärten, weshalb ich für Rumänien sei.

Wen ich noch gut gefunden hätte?

»Die Türkei natürlich.«

Welche Spieler der Türkei mir besonders gut gefallen haben?

So direkt gefragt, fielen mir nur Altıntop und Volkan ein. Er erzählte von seinem Lieblingsspieler, der bei dem spanischen Club Villareal spielte. Der Mann war viel kompetenter als ich.

Vielleicht wurde dann der Ton des Rumänienspiels wegen mir angestellt; ich war ja der einzige Fremde in dem Lokal. Ich stand eine Weile am Tresen und setzte mich dann an einen der runden Tische mit den grünen Filztischdecken, an denen die türkischen Männer sonst Karten oder anderes spielten. Kurz war ich unsicher, ob es unhöflich war, dass ich mich an einen dieser Tische gesetzt hatte. Etwa in der Mitte der ersten Halbzeit wechselte ich meinen Standort und setzte mich an den Rand einer der Stuhlreihen vor der Leinwand. Manche waren sich sicher, dass die Holländer extra schlecht spielen würden, um so Italien aus dem Turnier zu kicken.

Meine Bierflasche stand auf dem Boden und kippte aus Versehen um. Ich fragte am Tresen, ob ich einen Lappen haben könnte. Der Tresenmann kam mit einem Wischmob. Während er die kleine Bierlache wegwischte, sagte er: »Das ist mein Job; dafür bin ich ja da.«

Vier türkische Jugendliche kamen und setzten sich neben mich in meine Reihe. Sie trugen schicke T-Shirts. Auf der Vorderseite stand »I never wanted to be a role model«, auf der Rückseite »it just happened«. Vielleicht hatten sie Verwandte in London besucht (viele Berliner Türken haben Verwandte in London) und es sich dort gekauft; vielleicht hatten Verwandte aus London es ihnen geschenkt. Sie baten einen anderen, für sie in diesem Automaten darauf zu wetten, dass vor der Pause kein Tor mehr fallen würde. Der Barkeeper kam und fragte, ob sie was Heißes oder was Kaltes trinken wollten. Die Jugendlichen sagten, sie müssten erst überlegen. Fünf Minuten später kam der Barkeeper wieder und fragte noch einmal, schon etwas ungeduldig, das Gleiche. Einer der Jugendlichen sagte, sie seien doch eben erst gekommen. Sie retteten sich in die Pause. Dann gingen sie. Wären sie sitzen geblieben, wären sie rausgeflogen. Vielleicht waren sie auch deshalb erst gegen Mitte der ersten Halbzeit gekommen, weil sie die Zeit, in der es möglich war, umsonst hier zu sitzen, auf zwanzig Minuten eingeschätzt hatten. Und der Barmann hatte in meiner Gegenwart ihnen gegenüber nicht grob sein wollen.

Ich holte mir ein zweites Bier, das Grafenwalder Gummibier, stellte mich mit dem Gummibier vor das Lokal und beobachtete die Jugendlichen, die vom U-Bahnhof aus die Straße kontrollierten. Im Abendlicht sahen die Häuser klasse aus, und die Gegend war super. Die Gegend oder mein Blick auf sie hatte sich verändert in dem Moment, in dem ich das Vereinslokal von Türkiyemspor betreten hatte.

Dann schickte T. eine SMS, in der stand, dass es auf dem Beachvolleyballgelände am Gleisdreieck ganz toll sei. So war es dann auch, auch nicht zu voll und wie im Urlaub mit vielen Bäumen zwischen den beiden Zelten; man kam sich vor wie auf einer Open-Air-Party. Schade nur, dass die Rumänen nicht so gut spielten, was aber auch damit zu tun hatte, dass die Holländer so gut waren und von den Franzosen ja keine Hilfe mehr zu erwarten war. Der deutsche Kommentar des Spiels war eine einzige Unverschämtheit. Jedes kleine Lob für die Holländer, die ja nur mit einer B-Elf spielten, wie der Kommentator ununterbrochen wiederholte, war mit einer Beleidigung der Rumänen verknüpft. Anstatt das Spiel in seiner Eigenart zu analysieren, schimpfte der Reporter auf die Rumänen, als hätten die ihm irgendwas getan. Die Verliererverachtung in der deutschen Fußballberichterstattung war bei dieser EM besonders stark ausgeprägt.

Eine Weile unterhielten wir uns noch über Stereotypen in der Berichterstattung, über unterschiedliche Fußballguckorte; sprachen darüber, wie angenehm es gewesen war, in türkischen Lokalen zu gucken, wie höflich man dort empfangen worden war und wie angenehm die Einrichtung türkischer Lokale sei.

Freitag, 20.6.08

Als ich mit T. und E. in das Lokal von Türkiyemspor ging, um das Spiel Kroatien – Türkei zu gucken, dachte ich an Croatcat, die am Strand der Spree guckte, und bedauerte ein bisschen, dass ich mich nicht zweiteilen konnte. Bevor das Spiel losging, hielt der Präsident von Türkiyemspor eine kleine Ansprache, die von Fairness handelte. Egal, wie es ausginge, es ginge darum, ein schönes Fest zusammen zu feiern. Ungefähr die Hälfte der Zuschauer war deutsch. Beim letzten Türkeispiel seien weniger Deutsche hier gewesen, sagte T. und stellte mir Oflu vor, der früher mal bei Hertha gespielt hatte, nun eine Jugendmannschaft von Türkiyemspor trainierte und im Lokal alles im Blick hatte. Das Spiel wurde auf zwei Leinwänden gezeigt. Auf der linken Leinwand lief die ARD-Übertragung, auf der rechten die Übertragung des türkischen Fernsehens. In der ersten Halbzeit hörte man den deutschen, in der zweiten den türkischen Kommentar. Das deutsche Bild war in kühleren Farben als das türkische Bild. Vor allem aber kam das deutsche Bild immer etwas, vielleicht eine, vielleicht eine halbe Sekunde, später als das türkische Bild. Ein Kamerateam war auch dabei. Sie standen neben den Leinwänden. Immer, wenn sich eine wichtige Szene andeutete, richtete der Mann, der fürs Licht verantwortlich war, das helle Licht auf die Zuschauer, um ja nicht die großen authentischen Emotionen zu verpassen. Das störte ein bisschen beim Gucken und war auch nicht notwendig.

In der Pause vor der Verlängerung erzählte T., die ein bisschen Türkisch kann, von der großen Höflichkeit des türkischen Fernsehkommentators, der die Zuschauer immer als »meine lieben Zuschauer« anredete.

Die Verlängerung guckte ich in einem Nebenraum, in dem

ein deutscher Fernseher mit leicht verwischten Farben lief. Nach dem 1:0 für Kroatien in der 119. Minute verließen manche schon enttäuscht das Lokal. Ich notierte mir das, und als ich wieder aufschaute, schoss Semih Şentürk aufs Tor. In dem Moment, als er schoss, hörte man schon den großen Jubel aus dem anderen Raum. Ganz seltsam. Der Rest war dann Geschichte.

Die einen tanzten vor dem Lokal. Der Präsident tanzte besonders gut. Er freute sich auch darüber, dass er alles richtig vorausgesehen hatte: »Wir werden im Elfmeterschießen gewinnen.« Zum Abschied umarmte Oflu, der ehemalige Fußballprofi, die Freundinnen, sagte, dass wir der türkischen Mannschaft Glück bringen würden und dass wir das nächste Mal wiederkommen sollten. Als er bemerkte, dass ich unsicher war, wie sich Männer auf Türkisch verabschieden, ging er auf mich zu, sagte: »So macht man das – Wange an Wange.« Was wir dann auch taten.

Dann fuhren wir zum Ku'damm. Im Grunde genommen bin ich immer noch platt. Wie toll und gleichzeitig auch fast beängstigend das Jubelhupen unter den S-Bahn-Brücken in der Yorckstraße geklungen hat. So viele Menschen hatte ich zuletzt bei der Loveparade am Ku'damm gesehen. Oder früher bei Demos. Manches war ähnlich; anderes unterschied sich. Betrunkene gab es nur selten. Die Freude auf den Gesichtern mancher Menschen, die am Straßenrand standen, um ihren jubelnden Landsleuten zuzujubeln, war ansteckend. Im Grunde genommen total irre. Der Feierstraßenverkehrslärm ist prima und verbindet, gibt einem ein schönes Gefühl für den Ort, an dem man lebt; der angeblich notwendige Arbeitsstraßenverkehrslärm aber nervt.

Und auch, weil eben fast alle rot angezogen waren, sah der

Ku'damm nun ganz anders aus. Die Berliner Türken feierten das Glück und zeigten, dass sie da sind. Bei manchen blonden Mädchen in türkischen Trikots dachte ich, dass sie vielleicht in einen türkischen Jungen verliebt waren. Oder dass sie ihre türkischen Klassenkameraden supporten wollten. Am Wittenbergplatz gab es fast eine Schlägerei, die dann doch noch verhindert wurde. In der Höhe Urania stank es nach verbranntem Gummi. Manchmal fühlte man sich beengt in der Masse. Dann ging man halt woandershin.

Mittwoch, 25.6.08
Deutschland – Türkei

Auf der Rudi-Dutschke-Straße gegenüber der *taz* liefen sechs oder sieben kleine Kinder und sangen mit ihren hellen Stimmen: »Deutschlaand, Deutschlaand, Deutschlaand, Deutschlaand ...« Kleine Berlinerinnen in unterschiedlichen Hautfarben; die meisten von ihnen kaffeebraun. Fröhliche Gruppen von Jugendlichen mit unterschiedlichen Länderkennzeichen, die stilvoll und hübsch angebracht waren. An dem einen Auto waren sechs Deutschlandfähnchen befestigt. Ein Mädchen trug eine Deutschland-Blumengirlande um den Hals, auf dem Kopf einen weißen Türkei-Hut und ein dezentes Deutschland-Trikot. Der Migrantenanteil unter den Deutschlandfans war in Kreuzberg groß. Am hübschesten sahen die türkischen Mädchen in ihren Türkeitrikots aus. Das Rot passte sehr schön zum Farbton der Haut, dem Rot der Lippen und in diesen Sommerabend. Die meisten Hip-Hopper schienen für Team Deutschland zu sein. Bei der

 Abschiedsparty von D., gestern Abend in der *taz*, waren die männlichen Kollegen überraschend entschieden für Deutschland gewesen. Ich war das Gegenteil von gleichgültig und in einer Weise für beide, die mich furchtbar nervös machte. Es sei ein Zeichen von »Ich-Schwäche«, wenn man gleichzeitig für beide sei, hatte N. gestern behauptet. Irgendwie müsste es doch ein positiveres Wort für »Ich-Schwäche« geben. Der eine hat halt ein kleines, schmales, der andere ein großes, dickes Ich.

J. sagte, sie sei noch völlig kaputt und erledigt von gestern. Obgleich sie gar keine Drogen genommen habe.
»Aber die Leute um dich rum waren alle wieder auf E, Speed, Drei-Tage-wach usw., oder?«
»Ja.«
»Und das hat sich dann wohl übertragen. Kannst du bitte noch ein Bier für mich trinken? Ich hab Durst. Ich bin grad so aufgeregt; ach, bitte kiff doch noch einen für mich.«
J. leuchtete das alles wieder ein.
Es war Sommer. Die besten Freunde saßen zusammen und guckten Fußball. Das Leben war schön.
Und G., die Lehrerin, erzählte davon, wie sie in ihrer Schule die Länderflaggen verbieten mussten, weil es deshalb immer Streit gegeben habe.
Mir selber fiel es immer schwer, von dem Fußball wieder runterzukommen, ich vernachlässigte Dinge, die auch wichtig gewesen wären.

Wie wir als Kinder Fußball geguckt hatten. Kein Spiel verpassen wollten. Die Eltern hatten sich nicht dafür interessiert; als Fußballgucker waren wir in der Minderheit. Es war unser Ding, sozusagen. Ein Nachmittag im Frühling.

K. war mit seinen Eltern aus dem Ruhrgebiet zu Besuch bei den Großeltern, die unsere Nachbarn waren. Wir spielten auf dem Parkplatz vor den Neubauten mit einem Tennisball Fußball. Stundenlang. Die Eltern riefen den Jungen und fragten auch mich, ob ich mit ins Wohnzimmer kommen wolle. Ich kannte keinen und fühlte mich erst unsicher. Es war schön, so gemeinsam im kleinen Wohnzimmer zu sitzen und Fußball zu gucken. Draußen war es hell und hier wie in einer Höhle, und die Eltern rauchten dabei.

Es war tatsächlich das erste Fußballspiel, das ich in ganzer Länge im Fernsehen sah. Die gespannte Anteilnahme von K. und seinen Eltern, der Kommentar des Kommentators nahmen mich mit. Manchmal erklärte K.s Vater irgendetwas; wer Netzer sei und wie wichtig er war und dass er zur Strafe – wegen Landesverrats – die reguläre Spielzeit nicht mitspielen durfte, sondern auf der Bank saß. Es war sein letztes Spiel für Mönchengladbach, und in der folgenden Saison sollte er ja für Real Madrid spielen.

Und wie er dann eingewechselt wurde.

Aber das tolle, wunderbare Spiel war davor gewesen; es war dieses Auf und Ab zweier Mannschaften, die an diesem Tag beide sehr gut drauf waren. Das rauschhafte Hin und Her; man wünschte, es würde nie mehr aufhören, ganz benommen taumelte man nach dem Spiel in den hellen Tag.

In der Halbzeit vor dem Lokal von Türkiyemspor. Auf der Adalbertstraße fand ein Fußballfest statt. Schnell hatte man T-Shirts herstellen lassen; die deutsche und die türkische Fahne in einem Herzen vereint. Darunter der Schriftzug »Freundschaft muss bleiben«. Alle feierten die türki-

sche Mannschaft. Ein kleiner türkischer Junge auf den Schultern seines Vaters trug ein Deutschlandtrikot und
 rief immer wieder: »Deutschland, Deutschland.« Christian Ströbele stand in der Nähe der Bühne und gab Interviews.

Das Spiel ist ein Lokalderby. Meinem Kreuzberger Herzen war die türkische Mannschaft näher als die deutsche. Das hatte auch deutsche Gründe sozusagen – vor fünf Jahren hatte Hamit Altıntop für Schalke zwei Tore gegen Dortmund geschossen. Seitdem war ich Altıntop-Fan. Dies Für-das-türkische-Team-Sein hatte sich während des Spiels im Hexenkessel des Türkiyemspor-Vereinslokals verstärkt, ohne dass ich gegen die deutsche Mannschaft gewesen wäre.

Nach dem 2:1 verließ ich das Lokal, ging ein bisschen herum, setzte mich dann vor ein anderes und sah durch das Fenster hindurch erst das 2:2 und dann das Siegtor der Unsrigen. Es gab umsonst Schnaps. Die Menschen lächelten. Das Spiel war zu Ende.

Mir gegenüber saß ein Pärchen in türkischen Trikots. Ich sagte: »Schade.«

Sie sagten: »Wieso? Ist doch ein gutes Spiel gewesen.«

Es war ja auch ein gutes Spiel, es war ein supergutes Spiel, über das ich eigentlich wenig sagen konnte, weil ich ja so sehr im Augenblick, in der Emotion gewesen war, als ich es geguckt hatte. Dies Irre dann auch, wie so viele nach ein paar Minuten des Traurigseins dann angefangen hatten, »Deutschland« zu rufen. Völlig geplättet und erledigt guckte ich manchmal Leute an und sagte Sachen wie: »War ein super Spiel, nicht?!«

In der Nacht tanzte Oflu auf der Bühne und schwenkte dabei eine türkische und eine deutsche Fahne. In der ei-

nen Hand die türkische, in der anderen Hand die deutsche Fahne. Er war der Star des Abends. Vor ihm tanzten vielleicht zehn, zwanzig Leute.
Vom Landwehrkanal her kam eine Gruppe deutscher Deutschlandfans, die mit aggressivem Unterton »Deutschland, Deutschland« riefen; eine Gruppe türkischer Fans mit Deutschlandfahnen ging ihnen entgegen. Dann vermischten sie sich tatsächlich.
Das Fest war nun schon fast zu Ende. Auf der Bühne stand ein Mann und hielt eine Dankesrede: »Ich möchte der Berliner Polizei danken. Besonders dem Abschnitt 53. Dankeschön Abschnitt 53!«
Über ihm die Leinwand mit stummen Bildern. Es gab nur noch Untertitel. »Aber Deutschland ist meine Heimat. Ich bin hier zu Hause«, sagte ein Untertitel, als ich ging. Und ich dachte an 1990; an die Deutschlandfans, die damals am Ku'damm gewesen waren und »Deutschland den Deutschen« gebrüllt hatten.

Sonntag, 29.6.08

Fanmeile, 15:30-19:00 Uhr. Man ist vor allem aufgeregt wegen der Menschen, die man sehen wird, von denen man ja nicht weiß, wie sie sind. Ich telefoniere mit G. Er sagt, er sei gerade in Paris. Und dort auf der Suche nach irgendeinem Ort, an dem das Spiel gezeigt wird. In Paris interessiere sich niemand für das Endspiel. Es sei zum Verzweifeln.
Man fühlt sich wie vor der Loveparade. Das Durchschnittsalter der Besucher dürfte ähnlich sein. Nur sind die Leute einheitlicher gekleidet, der Ausländeranteil ist gering, der Männeranteil ist höher, und die jungen Män-

ner bilden kleine Chöre, was wiederum teils an politische Demonstrationen erinnert. Auch ist alles hierarchischer. Es gibt nicht hundert Trucks mit unterschiedlicher Musik, sondern die ganze Zeit über eine Zentralbeschallung. Kirmes-Techno mit Texten oder Post-Tote-Hosen-Jungsrockmusik von einer Band namens Die Fraktion, die es sich zum Ziel gesetzt hat, den längsten Fußballfansong aller Zeiten zu machen. Um dies Ziel zu erreichen, sollen Leute ihre Vierzeiler per SMS schicken. Die Kurzversion von *Schwarz Rot Gold* ist vielleicht drei Minuten lang und wird jede Stunde einmal gespielt. Es gibt die Einpeitscher, die die Leute in Stimmung bringen wollen. Immer wieder ruft der Zeremonienmeister: »Willkommen auf der Fanmeile 2008.« Dazwischen gibt es noch einmal den Originalton der Radioreportage vom Spiel Türkei – Deutschland. Es ist eine kultische Veranstaltung. Die Menschen sollen in einen Gleichklang gebracht werden. Sie sollen ihre Individualität aufgeben, irgendwie in der Menge aufgehen; auch das erinnert an die Loveparade. Und es gibt ja das Spiel, für das die Menschen in den richtigen Zustand gebracht werden sollen. Damit sie, wenn sie in dem richtigen Zustand sind, zusammen mit der Mannschaft, von der sie sich repräsentiert sehen wollen, Europameister werden.

Ich sitze im Tiergarten. Im Hintergrund Polizeisirenen. Da und dort klettern Menschen über die Absperrgitter oder unten durch, um auf die andere Seite zu kommen. Manche beeilen sich dabei so sehr, dass die Flaschen, die sie dabeihaben, zerbrechen. Einer der vielleicht zwei Meter hohen Zäune bricht zusammen. Menschen rennen hindurch. Manchmal wird jemand von Ordnern verfolgt. Die Polizisten in dumpfem Schwarz; so schwarz wie die Autonomen früher.

Auf der Wiese im Tiergarten sitzen acht Jugendliche in der Sonne und kiffen. Sie sind höchstens zwanzig und in Deutschlandfahnen gehüllt. Die Jungs haben Tyson-Schnitt und sehen bisschen türkisch aus. Eine Gruppe Jugendlicher im gleichen Alter, ähnlich gekleidet, gleicher Haarschnitt, nur deutsch, bleibt bei ihnen stehen. Der Anführer der Gruppe fragt: »Kifft ihr?«
Die Sitzenden sind unsicher, was sie antworten sollen.
Dann ruft der Anführer der Stehenden laut: »Hey, hey, hey – wer nicht kifft, der ist kein Deutscher; hey, hey, hey – wer nicht kifft, der ist kein Deutscher.« Er springt dabei provozierend herum und führt einen Indianertanz auf. Einer aus der Gruppe der Sitzenden, der Anführer der Sitzenden, steht nun auch auf und singt, zunächst etwas unsicher, mit. Er hat einen türkischen (oder Kreuzberger) Akzent. So tanzen die beiden einen Moment lang; dann ziehen die deutschen Jugendlichen weiter.
Die türkischen Deutschen sitzen noch ein bisschen. Und trennen sich dann. Erst gehen die einen, dann die anderen. Als die letzten zwei von ihnen weggehen, verliert einer eine deutsche Fahne. Er blickt sich um und sammelt sie wieder auf. Geht weiter. Dann verliert er sie wieder; guckt, zögert und lässt sie diesmal liegen. Macht ja nichts. Er hat ja noch die Fahne, in die er eingehüllt ist. Was sollen sie mit einer dritten Fahne? Er trägt eine schöne schwarze Jacke. Goldglänzende Buchstaben auf dem Rücken: »Captain Kiff«.
Ein Mann, vielleicht Mitte vierzig, spielt mit einem kleinen blondgelockten Jungen, vielleicht acht, Fußball. Der Kleine hat den Ball, zieht an seinem Vater vorbei. Der Vater lässt seinen Sohn aus Spaß über die Klinge springen. Der Junge fliegt durch die Luft. Dann heult er ein

bisschen. Entschuldigend lachend, erschrocken über sich selbst, tröstet der Vater seinen Sohn.

Ich fahre zurück nach Kreuzberg, zum Vereinslokal von Türkiyemspor. Vor dem Lokal ist eine Bühne aufgebaut. Ein türkischer Komiker macht Witze. Auf der Admiralstraße stellt sich ein Mann zu uns. Er ist vielleicht vierzig. Die Zähne sind gelb; die Augen gucken, als hätte er harte Drogen genommen. Wahrscheinlich ist er Junkie. Vermutlich auch Alkoholiker. Ich kenne eigentlich kaum Junkies. Die Junkies, die ich kenne, sind Künstler. Also gewissermaßen noch ein bisschen kultiviert. Die Restkultivierung hält sie vom totalen Absturz ab. So stürzen sie immer nur halb; schon schwer, aber doch nur halb. Sehr eindringlich redet er auf uns ein und guckt uns dabei in die Augen. Für Fußball interessiert er sich nicht. Er kommt uns nahe; fast spüren wir seinen Atem. Dies Böllern usw., es wisse doch jeder, dass es sich um Granaten handle. In Wirklichkeit herrsche Krieg. Irgendwo gebe es Lager. Überall Soldaten. Das wisse doch jeder. Sie seien hinter ihm her. Irgendetwas in der Art. Er redet sehr schnell und will uns mit seinem pausenlosen Sprechen festhalten. Wir sagen »hmm« oder »aha« und versuchen uns so hinzustellen, dass wir schnell wieder wegkommen, zu den anderen hin. Endlich unterbrechen wir ihn, sagen, wir wollten jetzt aber gerne das Spiel sehen. Als wir gehen, sagt er, E. sei die schönste Frau auf der Welt. Wahrscheinlich sagt er das zu jeder.

Mittwoch, 2.7.08

In der Hitze, beim Rennen, machen sich die ganzen Gifte bemerkbar, und die Halbzeitpause braucht man sehr. Schon davor war ich immer wieder zur Seitenlinie ge-

laufen, um Wasser zu trinken, im Schatten hatte ich mir Wasser ins Gesicht und über den Kopf gegossen, über das T-Shirt, bevor ich wieder aufs Spielfeld gegangen war. Und D. mich gleich wieder auf die Außenbahn geschickt hatte. Die Hitze verkleinerte das Einsatzgebiet. Etwas im Innern meiner Brust war nicht mehr in Ordnung, wenn auch noch funktionstüchtig; das Auge ganz okay, die Spielübersicht, Reaktionsschnelligkeit; seitdem ich die neuen Schuhe hatte, war ich sogar wieder besser geworden.
Abends an H.s Grab. Wie immer war es sehr angenehm und ruhig. Ein bisschen älter war ich geworden; plötzlich tat es weh, lange im Schneidersitz zu sitzen.

Donnerstag, 3.7.08
Der heißeste Tag. Wie schön es doch im Prinzenbad gewesen war! Lachende braungebrannte Kinder, Liebespaare am Rand; sehr Dicke, sehr Dünne, Sportliche; eine immer auch türkisch besetzte, schwarzgekleidete Security, die berlinernden Bademeister in Shorts und Unterhemd. Die Kinder, die Teenager, die Twens, die Dreißigjährigen, meine Altersgenossen und Ältere. Manche lasen ein Buch, das man auch schon mal gelesen hatte, *Sexualität und Wahrheit 1* von Foucault, irgendeinen Roman, Zeitung, oder guckten wie ich nur so in der Gegend herum. Hinter mir rauchten zwei. Ob es mich störe?
»Nein, ich bin auch begeisterter Passivraucher! Ich finde es gut, wenn jemand neben mir raucht, auch wenn ich es selber ganz angenehm finde, hier vom Rauchen abgehalten zu werden.« Der Zigarettenrauch roch gut. Die junge Frau, die sich als Erste eine angesteckt hatte, sah hübsch aus und las in einem stw-Band.

Danach bei Kaiser's: Die junge Frau vor mir kaufte »Lümmeltüten«. Auf der Präserpackung stand tatsächlich
 »Lümmeltüten«.

Dienstag, 15.7.08
Ich verschob den Schreibtisch. Der Effekt war riesengroß. Ich konnte nun viel besser sehen. Ich saß nicht mehr vor der Wand zwischen zwei Fenstern, in einem einerseits komplett blockierten, andererseits völlig ungeschützten Raum, den ich mir gewählt hatte, weil man von hier schräg auf die Kreuzung sehen konnte und dieser Blick am frühen Abend oft sehr schön und so leicht melancholisch war.
In der Zeit, als H. im Sterben lag, hatte mein Schreibtisch so ähnlich, wenn auch nicht ganz so gut gestanden. Nach seinem Tod war der Schreibtisch sofort ins andere Zimmer gewandert, im Winter hatte er an der Stelle gestanden, wo ursprünglich ein Doppelbett gestanden hatte. Ich hatte ihn dann wieder verschoben, weit weg vom Fenster, weil die Straße dort draußen zu schmal war, weil mich die vielen Fenster der Häuser auf der anderen Straßenseite störten, die in mein Zimmer starrten.

Montag, 21.7.08
Durch den Regen fuhren wir zum Melt!. Schön sah der Regen aus, als wir zum Melt! fuhren. Ich war sehr lange nicht mehr auf einem Festival gewesen.
Es war neun Uhr abends. Wir bauten das blaue Zelt auf, das bei Plus 19,50 Euro gekostet hatte, und gingen auf das Gelände. Wir trafen Leute, die wir kannten und die uns

erzählten, was bisher geschehen war. Es hatte viel geregnet, aber jetzt war es prima und superangenehm, unter so vielen Menschen zu sein. Als The Notwist spielten, trafen wir uns mit Freunden und aßen Pommes frites in einem mitropaähnlichen Gebäude. S. erzählte, wie sie gestern Franz Ferdinand interviewt hatte, draußen gabs schönes Gewitter mit viel Blitz und Donner, und als das dann vorbei war, gingen wir zu Rummelsnuff. Der Bodybuilder aus der Rummelsbucht legte einen sehr schönen, filmgestützten Auftritt hin. Es war richtig toll! Er verabschiedete sich mit den Worten: »Behaltet uns in guter Erinnerung, wie auch wir euch in guter Erinnerung behalten.«

Wir ruhten uns in der Intro-Lounge aus. Drei Mädchen um die zwanzig saßen vor uns. Sie waren völlig dicht, lachten sich schlapp über die Gesichter, die sie sahen, fotografierten mit großem Vergnügen auch uns; bestimmt, weil wir ja vermutlich im Alter ihrer Eltern oder Lehrer waren. Sie guckten zu uns hin und lachten sich halbtot. »Der sieht ja aus wie eine Eule!« Dann wollte die eine den anderen Zigaretten anbieten; die ganzen Zigaretten purzelten aus der Zigarettenschachtel, und sie lachten noch mehr. H. wars, glaube ich, unangenehm; ich wünschte mir, zwanzig Jahre jünger zu sein; aber dann hätten sie vielleicht nicht gelacht; später trafen wir sie wieder, und H. ging zu ihnen hin und fragte, ob sie vielleicht deshalb so sehr gelacht hätten, weil sie mich, den berühmten Schriftsteller, wiedererkannt hatten. Ich schämte mich; die Mädchen guckten irritiert und sagten: »Hey – wir sind einfach dicht.«

Wir standen so herum am Rand des Technofloors, tranken Bier und unterhielten uns, und weil wir so in Gespräche vertieft waren oder auch, weil die anderen entschieden hatten, die Stereo MCs doof zu finden, verpassten wir die

Hälfte von deren Auftritt. Die Boxen waren inzwischen so gut, dass man nicht mehr das Gefühl hatte, bei einem Live-
 auftritt dabei zu sein.

Ab und an kam jemand auf die Bühne, fummelte da und dort an etwas rum, ging wieder. Roadies unterhielten sich am Rand der Bühne. Es war nicht ganz klar, ob es irgendwelche technischen Probleme gab oder einfach nur Staralllüren. Es dauerte jedenfalls ungefähr eine Dreiviertelstunde, bis es endlich losging, warm und optimistisch, mit drei sportiven Gitarren, aber irgendwie war uns das grade zu perfekt, oder wir waren zu ungeduldig. G. meinte, wenn der Sänger zehn Jahre älter wäre, wäre es okay, aber so mache es einen altklugen Eindruck. Vielleicht sagte er das aber auch nur, weil wir ja eigentlich noch Franz Ferdinand gucken wollten, die zur selben Zeit auf der großen Bühne auftraten. Oder es war so, dass ich unschlüssig war und er sich an eine Verabredung erinnerte, für die es aber eigentlich schon zu spät war. Wir gingen jedenfalls nach drei Liedern, und als ich dann erfuhr, dass es sich bei The Whitest Boy Alive um Erlend Øye handelt, den ich ganz toll finde, ärgerte ich mich sehr und fand Franz Ferdinand sowieso nicht mehr so gut.

Der DJ-Set der beiden Frauen von Le Tigre, die als MEN auftraten, war dann aber ganz großartig.

Irgendwann schon in der Nacht. Neben uns, auf einer Art Tresen, saß ein Mädchen, Anfang oder Mitte zwanzig, betrunken, auf E wohl und weggespaced in ihrem eigenen Film. Mit geschlossenen Augen wackelte sie auf eine Art, dass man immer Angst hatte, sie würde gleich runterfallen und sich wehtun, und wenn man sie ansprach, reagierte sie nicht, oder man verstand nicht, was sie sagte. Jemand holte irgendwann einen Sanitäter, und wir standen daneben und dachten, ach, Mist, jetzt nimmt er sie bestimmt gleich mit, gibt ihr Spritzen, das Festival wird gleich zu Ende für sie sein. Doch er checkte sie ganz vernünftig, gab ihr Wasser zu trinken, ging dann wieder, und ich sagte, ich würde auf sie aufpassen und war dann eine Weile zu Gast in ihrem Leben, bis ihr Freund kam und sie abholte.

Für G. und K. war Róisín Murphy der Höhepunkt des Festivals gewesen. Sie schwärmten davon, wie sich die Sängerin auf der Bühne fünfmal während ihres sechzigminütigen Auftritts umgezogen hatte, dass sie sich in den Wind eines großen Ventilators gestellt hatte und wie schön ihre wehenden Haare dann im Wind dieses Ventilators ausgesehen hatten. G. hatte Róisín Murphy ja auch schon einmal gefahren und erzählte davon, wie gut sie sich verstanden hätten und – ganz stolz –, dass die Sängerin einmal sogar ein Lied für ihn gesungen habe. Daran erinnerte er sich; deshalb liebte er sie logischerweise. Ich selber hatte so weit entfernt von der Bühne gestanden, dass ich gar nicht genau gesehen hatte, was sie auf der Bühne tat. Nur war mir wie schon bei anderen Bands aufgefallen, dass die Kameras so ungeniert agierten. Eine fliegende Kamera nahm alles von vorn auf, und drei Meter von der Sängerin entfernt hatte ein Mann mit einer fahrbaren Kamera gestanden. Róisín Murphy hatte sowohl für das Publikum wie auch für die Kamera performt. Das Publikum hatte dabei zugesehen, wie sie auf der Bühne für die Kamera performt hatte. So war es mir jedenfalls vorgekommen.

Dann begann wohl der Morgen in fantastischen, nördlichen Farben; die Sonne ging langsam auf beim Set von Steve Bug, wir saßen so rum, rauchten, interpretierten manche Menschen, die wir sahen, erzählten mit Pausen, weil uns auch nichts Neues mehr einfiel und wir nun doch

schon müde wurden; der DJ war ganz schwarz gekleidet, schien supergut gelaunt und endete mit assoziationsrei-
 chen Houseklassikern.

Wir gingen Richtung Zeltstadt, am Sleepless-Floor vorbei, erlebten noch diese und jene Abenteuer und dachten daran, wie wir uns vielleicht vor zehn Jahren auf der Fusion plötzlich am frühen Morgen wiedergetroffen hatten. Damals, in dieser Zeit, als Lachgashändler in den Morgenstunden vieler Festivals ihre Waren verkauft hatten und die ganzen Leute mit den bunten Ballons im Gesicht so lustig ausgesehen hatten.

Auf der Rückfahrt sprachen wir von früher. Von Festivals Ende der Siebzigerjahre. Dem Umsonst & Draußen. G. erinnerte sich daran, wie viele Leute er früher auf Festivals kennengelernt hatte, und ich erinnerte mich daran, wie wenig Leute ich früher auf Festivals kennengelernt hatte.

Mittwoch, 23.7.08

Der Abend war sehr schön gewesen.

Am Nachmittag war es schon brutal heiß gewesen.

Mir hatte die Hitze nicht wirklich was ausgemacht.

Die Sonne hatte nur auf meinen Armen ein bisschen gebrannt, als ich zur *taz* fuhr, um etwas zu essen.

Es war Viertel vor sieben, als ich das Ufer erreichte.

Das Ufer sah leicht versteppt und dramatisch aus.

Ähnlich eigentlich wie ziemlich genau vor einer Woche um dieselbe Zeit.

Bowie; Bootlegs
Als Fan liebt man die Fragilität des Stars. Die berühmtesten Passagen bei Konzerten sind die, wo der Star für einen kleinen Moment aus seiner Rolle fällt: dies ganz berühmte T. Rex-Konzert, wo Marc Bolan bei *Ride a White Swan*, einem seiner größten Hits, plötzlich den Text vergessen hat und singt: »Oh, I forgot the words«, und dann eine Strophe lang eben nur noch »lalalalala«. Oder die hypnotische Passage, wo sich David Bowie in der Mitte von *Stay* in der Deutschlandhalle 1976 direkt ans Publikum wendet und die Zuschauer auffordert, nachher Backstage zu kommen; der plötzliche Lachanfall (oder die Inszenierung eines plötzlichen Lachanfalls), mit dem *Changes* beim New Yorker Konzert im Nassau Coliseum 1976 beginnt; die größenwahnsinnigen, unterschiedlichen Beethoven-Intros bei der *Ziggy Stardust* Tour; das charmante »I'm David Bowie and you are the audience«, mit dem der Meister seine Bandvorstellung im gleichen Jahr in Zürich abschloss. Das sind alles Momente einer vermeintlichen Intimität mit dem Star und seinem Publikum.
Die kleinen vokalistischen, an Al Jarreau erinnernden Kunststücke, die David Bowie bei der Performance von *Panic In Detroit* während der *Station to Station* Tour im Nassau Coliseum unternahm, gibt es nur auf Bootleg, weil der Meister oder die Plattenfirma sie dann vielleicht doch nicht so gelungen fanden. Bootlegs erzählen eine Geschichte, die für den Außenstehenden vielleicht langweilig ist. Die meisten Freunde schauten einen immer etwas besorgt an, wenn man damit begann, ihnen fünf verschiedene, längere Intros von David-Bowie-Konzerten vorzuspielen, um so lehrermäßig zu demonstrieren, weshalb man bestimmte Aufnahmen anderen vorzog; um zu erklä-

ren, wie man den Begriff live interpretieren kann: In offiziellen Interpretationen des Begriffs live darf man auch schon mal ein Instrument mit reinmischen; die Setfolge verändern; auf dem Bootleg schätzt man die Übersteuerungen, Verzerrungen und dass man Leute hört, die in der Nähe des Aufnahmegerätes etwas sagen. Man selber kam sich dabei auch schnell etwas ballaballa vor; auch weil man ja längst schon nicht mehr wirklich Fan war, sondern nur das Fansein von ganz früher noch einmal abrief. Das Gefühl, das dabei entstand, war auch komisch. Man konnte sich eine Weile da hineinsteigern, aber gleichzeitig kam es einem auch sinnlos vor. Es war ja nicht nur so, dass man bei diesen mehr als dreißig Jahre zurückliegenden Konzerten nicht dabei gewesen war, sondern man hatte die ungefähr gleiche Vorführung schon mehrmals gemacht; vor fünfundzwanzig Jahren.

Auf der Platte *Heroes* steht das Stück *Heroes* in Anführungszeichen. »*Heroes*« von David Bowie.

edition suhrkamp
Eine Auswahl

Giorgio Agamben. Herrschaft und Herrlichkeit. Zur theologischen Genealogie von Ökonomie und Regierung. Übersetzt von Andreas Hiepko. es 2520. 360 Seiten

Giorgio Agamben et al. Demokratie? Eine Debatte. Übersetzt von Tilman Vogt u. a. es 2611. 137 Seiten

Louis Althusser. Für Marx. Vollständige und durchgesehene Ausgabe. Übersetzt von Werner Nitsch u. a. Herausgegeben und mit einem Nachwort von Frieder Otto Wolf. es 2600. 408 Seiten

Valentin Akudowitsch. Der Abwesenheitscode. Versuch, Weißrussland zu verstehen. Übersetzt von Volker Weichsel. es 2665. 204 Seiten

Arjun Appadurai. Die Geographie des Zorns. es 2541. 158 Seiten

Jakob Arnoldi. Alles Geld verdampft. Finanzkrise in der Weltrisikogesellschaft. es 2590. 92 Seiten

Nanni Balestrini. Tristano. es 2579. 120 Seiten

Zygmunt Bauman. Wir Lebenskünstler. es 2594. 206 Seiten

Ingolfur Blühdorn. Simulative Demokratie. Neue Politik nach der postdemokratischen Wende. es 2634. 304 Seiten

NF 383/1/6.13

Carla Blumenkranz u.a. (Hg.). Occupy! Die ersten Wochen in New York. edition suhrkamp digital. 94 Seiten

Friedrich von Borries, Jens-Uwe Fischer. Heimatcontainer. Deutsche Fertighäuser in Israel. es 2593. 200 Seiten

Susan Buck-Morss. Hegel und Haiti. Für eine neue Universalgeschichte. Übersetzt von Laurent Faasch-Ibrahim. es 2623. 221 Seiten

Boris Buden. Zone des Übergangs. Vom Ende des Postkommunismus. es 2601. 213 Seiten

Bernd Cailloux. Der gelernte Berliner. Sieben neue Lektionen. es 2563. 251 Seiten

Colin Crouch
- Postdemokratie. Übersetzt von Nikolaus Gramm. es 2540. 159 Seiten
- Das befremdliche Überleben des Neoliberalismus. Postdemokratie II. Übersetzt von Frank Jakubzik. es-Sonderdruck. 247 Seiten

Max Dax. Dreißig Gespräche. es 2558. 330 Seiten

Matthias Dusini, Thomas Edlinger. In Anführungszeichen. Glanz und Elend der Political Correctness. es 2645. 297 Seiten

Gudrun Ensslin, Bernward Vesper. »Notstandsgesetze von Deiner Hand«. Briefe 1968/1969. es 2586. 289 Seiten

David Foster Wallace. Schicksal, Zeit und Sprache. Über Willensfreiheit. es 2653. 207 Seiten

NF 383/2/6.13

Heiner Flassbeck. Zehn Mythen der Krise. edition suhrkamp digital. 59 Seiten

Mischa Gabowitsch. Putin kaputt!? Russlands neue Protestkultur. es 2661. 438 Seiten

Mark Greif
- Bluescreen. Essays. Herausgegeben und übersetzt von Kevin Vennemann. es 2629. 231 Seiten
- Hipster. Eine transatlantische Diskussion. Herausgegeben von Mark Greif u. a. es-Sonderdruck. 206 Seiten

Durs Grünbein. Die Bars von Atlantis. Eine Erkundung in vierzehn Tauchgängen. es 2598. 60 Seiten

Jürgen Habermas. Zur Verfassung Europas. Ein Essay. es-Sonderdruck. 129 Seiten

David Harvey. Rebellische Städte. Übersetzt von Yasemin Dincer. es 2657. 283 Seiten

Wolfgang Fritz Haug. Kritik der Warenästhetik. Gefolgt von Warenästhetik im High-Tech-Kapitalismus. es 2553. 350 Seiten

Wilhelm Heitmeyer (Hg.). Deutsche Zustände. Folge 10. es 2647. 335 Seiten

Claudia Honegger/Sighard Neckel/Chantal Magnin (Hg.). Strukturierte Verantwortungslosigkeit. Berichte aus der Bankenwelt. es 2607. 395 Seiten

Thomas Kapielski
- Mischwald. es 2597. 347 Seiten
- Sezessionistische Heizkörperverkleidungen. es 2680. 214 Seiten

NF 383/3/6.13

Christian Kellermann/Henning Meyer (Hg.). Die Gute Gesellschaft. Soziale und demokratische Politik im 21. Jahrhundert. es 2662. 318 Seiten

Oliver Lepsius/Reinhart Meyer-Kalkus (Hg.). Inszenierung als Beruf. Der Fall Guttenberg. es-Sonderdruck. 215 Seiten

Martina Löw/Renate Ruhne. Prostitution. Herstellungsweisen einer anderen Welt. es 2632. 215 Seiten

Barbara Marković. Ausgehen. es 2581. 95 Seiten

Robert Menasse. Permanente Revolution der Begriffe. Vorträge zur Kritik der Abklärung. es 2592. 123 Seiten

Eduardo Mendieta/Jonathan VanAntwerpen (Hg.). Religion und Öffentlichkeit. es 2641. 196 Seiten

Stephan Moebius/Markus Schroer (Hg.). Diven, Hacker, Spekulanten. Sozialfiguren der Gegenwart. es 2573. 473 Seiten

Franco Moretti. Kurven, Karten, Stammbäume. Abstrakte Modelle für die Literaturgeschichte. es 2564. 138 Seiten

Valzhyna Mort. Tränenfabrik. Gedichte. es 2580. 86 Seiten

Sighard Neckel/Greta Wagner (Hg.). Leistung und Erschöpfung. Burnout in der Wettbewerbsgesellschaft. es 2666. 219 Seiten

Barbara Nolte, Jan Heidtmann. Die da oben. Innenansichten aus deutschen Chefetagen. es 2599. 202 Seiten

Miltiadis Oulios. Blackbox Abschiebung. Geschichten und Bilder von Leuten, die gerne geblieben wären. es 2644. 482 Seiten

NF 383/4/6.13

Peter Rudolf. Das »neue« Amerika. Außenpolitik unter Barack Obama. es 2596. 168 Seiten

Werner Schiffauer. Nach dem Islamismus. Eine Ethnographie der Islamischen Gemeinschaft Milli Görüş. es 2570. 200 Seiten

Frank Schirrmacher, Thomas Strobl. Die Zukunft des Kapitalismus. es 2603. 198 Seiten

Andrzej Stasiuk. Tagebuch, danach geschrieben. es 2654. 176 Seiten

Aleš Šteger. Preußenpark. Berliner Skizzen. es 2569. 156 Seiten

Bernard Stiegler. Von der Biopolitik zur Psychomacht. Logik der Sorge II. es 2575. 203 Seiten

Mark Terkessidis. Interkultur. es 2589. 220 Seiten

Kevin Vennemann. Sunset Boulevard. Vom Filmen, Bauen und Sterben in Los Angeles. es 2646. 184 Seiten

Franz Walter
- Charismatiker und Effizienzen. Porträts aus 60 Jahren Bundesrepublik. es 2577. 405 Seiten
- Vorwärts oder abwärts? Zur Transformation der Sozialdemokratie. es 2622. 142 Seiten

Beat Wyss. Nach den großen Erzählungen. es 2549. 218 Seiten

Raul Zelik. Der Eindringling. Roman. es 2658. 288 Seiten

Slavoj Žižek. Auf verlorenem Posten. es 2562. 319 Seiten

NF 383/5/6.13